JN188987

一撃!! 救急初療室でも使える!

応急漢方

医療法人徳洲会 日高徳洲会病院 院長
サイエンス漢方処方研究会 理事長

井齋 偉矢 著

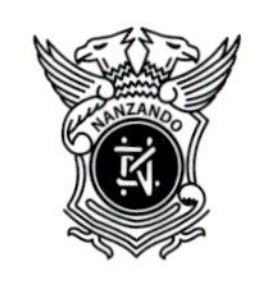

南山堂

序

フリー百科事典『ウィキペディア』によりますと，救急医療とは「人間を突然に襲う外傷や感染症などの疾病，すなわち『急性病態』を扱う医療である」と記載されています．「救急医療は医の原点ともいわれますが，救急医療は常に人類とともにあったともいえる」とも書かれています．

救急医療が扱う「急性病態」のなかで咄嗟に頭に浮かぶものは物理的な障害です．大きな外力により組織や器官や臓器が破壊される場合や，動脈が血栓などで閉塞を起こし末梢が壊死に陥る場合などです．このような事態に対処するには，現代医学こそが唯一の手段であり，現代医学の進歩は救急医療の進歩に大いに寄与してきました．

しかし，救急医療が扱う「急性病態」はそれだけではありません．急激な身体機能の障害や喪失も救急医療の大きな部分を占めています．現代医療はある意味，ターゲットに対してピンポイントで介入する攻撃的な治療手段です．この方法では落ちた身体機能を元に戻すという治療介入はできません．人間は機械ではないので，医療者が落ちた身体機能を直接介入して回復させることはできません．あくまでも，患者が自分で修復作業を行わなくてはなりませんが，このプロセスを促進させるように介入することはできます．その手段が漢方治療です．「傷寒論」が編纂された約1,800年前には，物理的な障害を治す手段はほとんどなかったと思います．しかし，落ちた身体機能を自分で回復させるためには，生薬を使って患者にどのような刺激を与えればいいかということはできたのです．

現代医療が得意とする物理的介入と，漢方治療が得意とする落ちた身体機能を回復させるように仕向ける介入を，うまく組み合わせて「急性病態」に対処することにより，救急医療が大きく前進することになると考えます．

2019年6月

医療法人徳洲会 日高徳洲会病院　院長
サイエンス漢方処方研究会　理事長
井齋偉矢

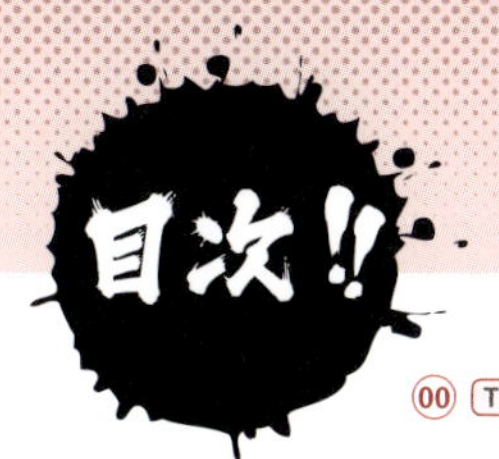

⑳ TY 000 は各社方剤番号

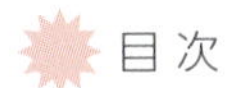

第3章　災害時の諸問題に対する漢方治療

第 1 章

総論

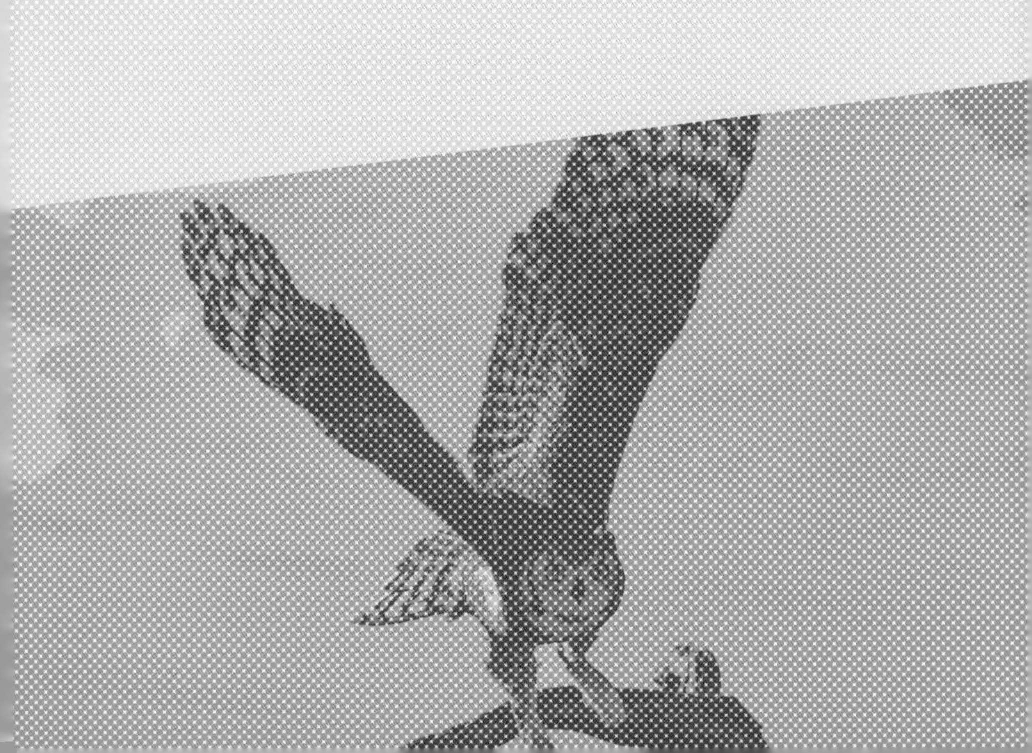

1 漢方薬の薬物としての特異性

- 漢方薬以外の薬の総称がないので便宜的に「新薬」と呼ぶことにする．結論から言うと，新薬と漢方薬はまったく違う世界に住んでいる異星人同士のようである．

- 新薬が必ずもっていなければならない性質に“always”がある．つまり，新薬はいつでも薬なのである．例えば，降圧薬は高血圧患者への投与が適応であるが，服用すれば服用した人の血圧がどうであれ降圧作用を示す．普通血圧の人が間違って服用すれば低血圧になることがあり，低血圧の人が間違って服用すればショックを来すこともある．

- つまり，新薬は患者の病態とは無関係に，服用すればいつでも同じ効果を示す薬剤である．薬理学で扱われる薬剤には全てにこの“always”という性質がある．高血圧の人が服用したときだけ降圧作用を示し，高血圧ではない人が服用したときには降圧作用を示さない，などという都合のよいことは決して起こらない．

- ところが，驚くべきことに，全ての漢方薬は“always”という性質をもっていない．芍薬甘草湯（しゃくやくかんぞうとう）はこむら返りが5～6分で収まる効能があることで有名である．確かにこむら返りを来した人が服用すると，5～6分で引きつっていた腓腹筋が緩んで激痛から解放される．しかし，このようなイベントはこむら返りの人にだけ起こり，こむら返りが起こっていない人が間違って服用してもまったく何も起こらない．

- もし芍薬甘草湯が強力な筋弛緩薬だったとしたら，間違って服用するとどこかの骨格筋が弛緩して力が入らないというようなことが起こるはずだが，実際には間違って服用しても何も起こらない．つまり，芍薬甘草湯はこむら返りという病態を来した人にだけ，薬としての効果を現しているようにみえる．

- これはあたかも，高血圧の人にだけ降圧作用を示し，高血圧ではない人には何も起こらない都合のよい薬のようである．どうしてこのようなことが起こるのであろうか．

- それは，新薬と漢方薬の構造の違いによる．新薬は基本的に一つのある程度の量がある化合物を主成分としている．例えば，ブロプレス®という商品名の降圧薬は主成分がカンデサルタンシレキセチルであり，その降圧作用はカンデサルタンシレキセチルという化合物の性質や結合する受容体や体内分布等を追跡することで説明できる．

- 漢方薬も化合物に還元できるが，その種類は，オックスフォード大学のデニス・ノーブル教授らの芍薬甘草湯の作用機序の研究から，芍薬甘草湯は約3,000種類の化合物の集合体であることがわかった．芍薬甘草湯は材料が芍薬と甘草の2種類の生薬なので，漢方薬のなかでは化合物の種類は少ない方である．数種類の生薬を材料として製造される漢方薬では，化合物の数は数千から一万以上になると推定される．

- この多数の化合物を量の多い順にプロットすると，最初に数個のある程度の量のある化合物がきて，その後は超微量の化合物が地を這うようにプロットされる．このグラフの形は，非常に長い尾をもっている動物のようにみえることから，漢方薬は構造的には“a long-tailed drug”と呼ばれる（図1）[1)]．

- 新薬的に考えると，ある程度の量の数種類の化合物が，漢方薬の作用により多く関連していると思われるので，例えば，多い順に20～30種類の化合物を取り出して薬を作れば，元の漢方薬と同じ作用をもつものができると推測され，10年以上前にアメリカでそのような実験を行ったのであるが，同じ性質をもつ薬剤を作ることはできなかった．

- 漢方薬では，ある程度の量の化合物ではなく，圧倒的多数の超微量の成分が効能を現すには必須である．ある程度の量の化合物は何のためにあるのかというと，おそらくprimingのようなことをやっているのではないかと考える．一方，漢方薬の副作用には，これらのある程度の量の化合物が関連している

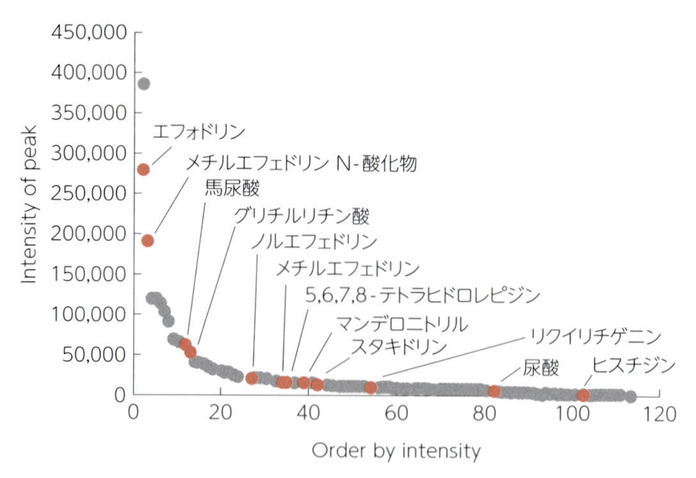

図1 a long-tailed drugとしての麻黄湯

(文献1より引用)

ことが多い.

- 微量成分が劇的な作用を示すということは，実はわれわれの日常生活では常に起こっている．料理の味は，材料の吟味もさることながら，調理するときに加える微量の調味料や香辛料によって劇的に変わる．しかも，皿に乗っている料理をいくら眺めても味はわからない．食べることで初めて食べた人のなかで，劇的な美味しさを感じることになる．つまり料理の味は，料理にあるのではなく，食べた人のなかで形成されるものである．

- 漢方薬に含まれる多数の超微量成分は，単独では新薬のような作用は示さないが，多数の微量成分が多数の受容体等の作用点を軽く刺激することにより，漢方薬を服用した人のなかで，変調を来しているシステムを，正常化させるような劇的なアクションが起こる．こむら返りを起こしている人に，芍薬甘草湯の約3,000種類の微量の化合物が一斉に作用することにより，こむら返りを自分で迅速に緩める劇的なアクションが起こる．つまり芍薬甘草湯を服用することで，患者はこむら返りを自分で治しているのである．

- 人間の身体にはいろいろなシステムがあるが，熱産生・体温調節系，免疫・

抗炎症系，微小循環系，水分調節系という基本的システムは，超多成分にしか応答しないようにできている．例えば，熱産生系が単純なシステムでできあがっていたら，熱を産生し過ぎることで，体温が容易に43℃以上になってしまい，タンパクが不可逆的変性を起こすことから生存が難しくなってしまう．このようなリスクを回避するために，熱産生系そのものが非常に複雑なシステムになっており，しかもこれをはたらかせて熱を産生するためには超多成分による刺激を必要とするようにできている．免疫・抗炎症系も，がん細胞や病原体を攻撃するシステムなので，これがいったん自分に向かってきたら，例えば敗血症性ショックやアナフィラキシーショックのように，そのために命を落とすことになる．このような危険なシステムを内包しているので，敵は攻撃するが自分は攻撃を免れるという微妙な状況を作り上げるには，やはり超多成分による刺激が必須となる．

- 漢方薬を一言で表現すると，システムを正常化する応答を引き出す薬剤である．つまり新薬は，作用機序を説明するために，薬の成分を主語にして，成分がどこかに作用することで効果が現れるという言い方になるが，漢方薬は服用した患者(host)を主語にして，漢方薬の超多成分の刺激を受けることで，患者のなかでシステムを正常化する劇的なアクションが起こるという言い方になる．

- 漢方薬の作用機序の研究には，超多成分のデジタル情報を人体や臓器の数値モデルに与えると，モデルがどのようなまとまった応答をするか，というようなやり方が必要になり，それはコンピュータ上で行われることになる．したがって，研究の基本になる学問は数理工学，統計学，コンピュータ学ということになり，ここでは薬理学は不要であると言わざるを得ない．現時点ではスーパーコンピュータが使われているが，非常に変数が多いときに最適な組み合わせを計算する速度がスーパーコンピュータの1億倍速いといわれる量子コンピュータが，あと10～20年で実用化されると言われている．量子コンピュータが実用化されれば，患者情報をデジタル化してインプットするだけで，瞬時にその患者に最適な超多成分の漢方薬のレシピができあがるという究極の個別化医療の実現が夢物語ではないのである．

救急現場で漢方薬が必須である理由

- 「中国人口通史」によると，後漢時代（A.D. 25～220年）の，幼児期を生き抜いた人の平均寿命は35～50 歳と推定される．当時は10歳までに50～70％の小児が死亡しており，これらの人も含めると，平均寿命は25歳くらいになると考えられる．確かに栄養状態のよくない小児が，急性胃腸炎に罹患して，嘔吐と下痢を来したときに，現代のように補液で水分補給ができないのであるから，翌日に経口摂取が可能にならなければ，それは死を意味する時代である．

- 成人の死亡原因は，約70％が重篤な感染症であったと推測される．現代と違って抗菌薬やNSAIDsがない時代なので，原因療法も対症療法も行うことはできない．しかし，ただ手をこまねいて経過観察していたのではなく，漢方薬を使って何らかの介入をしていたのである．その目的は，感染症を自分でコントロールできるだけの免疫力を引き出すことしかなかったと思う．

- 後漢末期から三国時代に張仲景が編纂したと伝えられている「傷寒論」という漢方薬治療マニュアルは，対象となる疾患がほとんど急性熱性疾患であり，傷寒論では「外感熱病」と記載されている．その意味するところは，細菌やウイルスなどの病原体が体内に侵入して起る熱性疾患である．現代医学的には肺炎・インフルエンザ・急性胃腸炎・脳脊髄炎・腸チフス・コレラ・肝胆膵の炎症等さまざまな疾患が考えられる．

- 以上の記載から容易に理解できるように，漢方薬とそれを使う漢方治療は，もともと現代の災害を含む救急と急性期疾患を対象としており，漢方薬の速効性は2000年近く前にすでに認められている．救急・急性期疾患の基本的な病態は，病原体の侵入増殖等による炎症である．しかし，新薬には抗炎症薬と言えるものは，抗リウマチ薬等の特異度の高いものを除けば，糖質コルチコイドとNSAIDsしかない．糖質コルチコイドは使いようによっては，大量

（経口で30～40mg）で短期であれば素晴らしい抗炎症効果を現すが，ユニバーサルに使えるわけではない．NSAIDsに至っては局所の炎症症状そのものを改善させる効果は示さない．ここに，速効性で，効果が強力な，しかも特異度の高い抗炎症薬としての漢方薬の出番がある．もちろん，現代医学と新薬のみで十分で安全な治療が完結する疾患には漢方薬の出番はない．しかし，救急・急性期疾患であっても，漢方薬が第一選択になるもの，現代医学に漢方治療を併用した方が明らかに良好な経過を示すものがある．次の章より，漢方治療のスタンスを明らかにしたうえで，具体的な漢方治療の使用法を示す．

1）Nishi A, et al：Deconstructing the traditional Japanese medicine "Kampo"：compounds, metabolites and pharmacological profile of maoto, a remedy for flu-like symptoms. Systems Biology and Applications, 3：32, 2017.

第 2 章

救急症候に対する
漢方治療

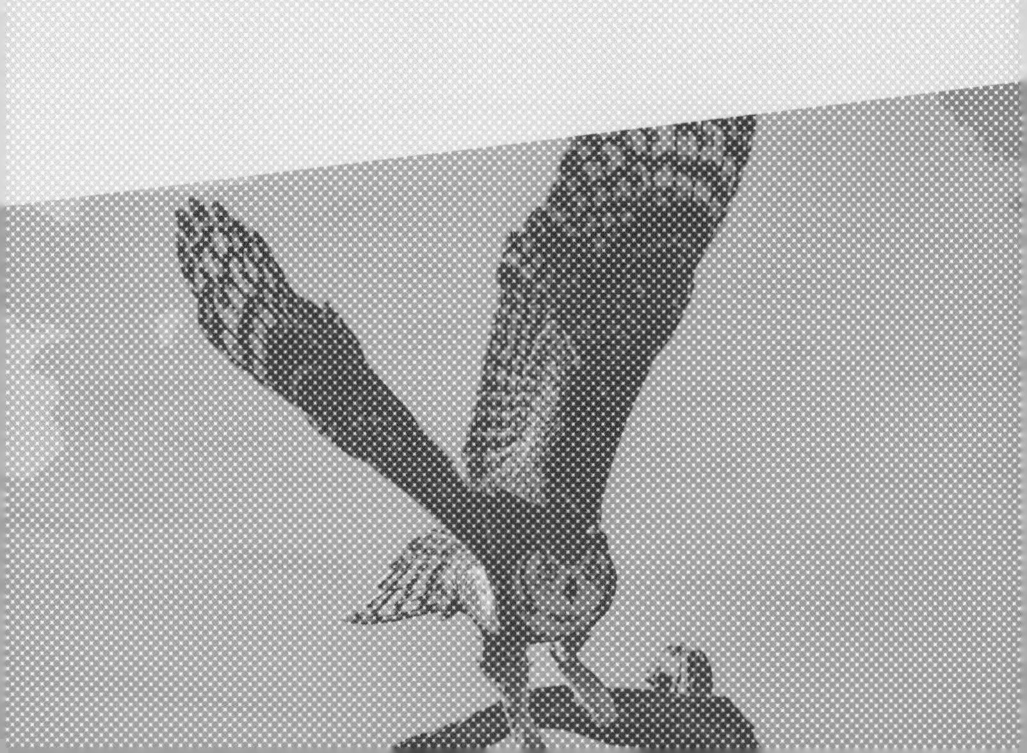

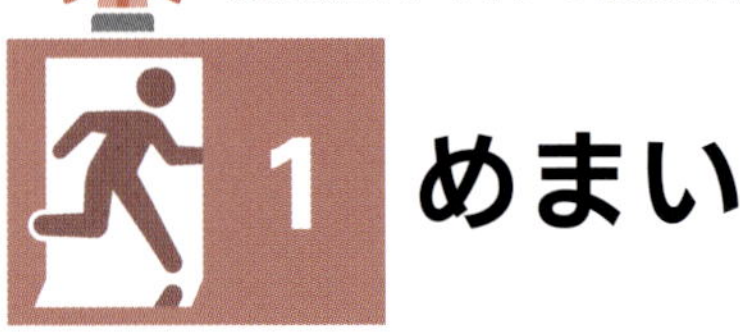

1 めまい

「めまい」症には漢方処方が第一選択

救急医療の現場では

- **初期治療**：急性発症めまいの中で，心血管疾患や脳血管障害によるめまい，内分泌・代謝性疾患によるめまいは，原疾患への治療が優先される．
- 良性発作性頭位めまい症については物理的治療法としてのEpley法が有効であり，薬物療法としては，ベタヒスチン（メリスロン®）やジフェニドール（セファドール®），悪心・嘔吐に対してはメトクロプラミド（プリンペラン®）等を投与するが，いずれも根治治療ではない．
- メニエール病では，内リンパ水腫を軽減する目的で炭酸水素ナトリウムや浸透圧利尿薬を投与する．
- ベタヒスチンは，内耳の血流を改善することで効果を発揮すると考えられている．

問題点

- 2008年3月～2012年11月にかけて，21～80歳の片側性・両側性メニエール病の患者221例を対象に，無作為化試験を行った．被験者を無作為に3群に分け，低用量ベタヒスチン（1日2回，1回24mg，73例），高用量ベタヒスチン（1日3回，1回48mg，74例），およびプラセボ（74例）を，それぞれ9ヵ月間投与した．メニエール病発作の回数は，3群で同等だった（$P=0.759$）．副次評価項目についても，3群間で有意な差は認められなかった[1]．
- 上記の耳鼻科医にとって衝撃的な結果を踏まえて，実際の救急外来，時間外ウォークインにおいて頻度の多い，強いめまい発作症例の経験から言えるこ

1) Adrion C, et al：Efficacy and safety of betahistine treatment in patients with Meniere's disease：primary results of a long term, multicentre, double blind, randomised, placebo controlled, dose defining trial（BEMED trial）. BMJ, 352：h6816, 2016.

とは，ベタヒスチン，ジフェニドール，メトクロプラミド，炭酸水素ナトリウム等の新薬による治療は，必ずしも入院を回避できるほどの効果は示さないということである．

サイエンス漢方処方解説

○漢方処方が第一選択

ゴ レイサン
五苓散  

- 強いめまいを訴えて，嘔気・嘔吐を伴っている場合はまずメトクロプラミド（プリンペラン®）入りの補液で吐き気を止めてから，五苓散を2包服用させる．めまい発作に対する漢方治療はまず五苓散から始める．その後，必要ならば画像検査や血液検査を行ってもよい．多くの症例は2時間後には帰宅することができ，不要な入院を回避できる．

リョウケイジュツカントウ
苓桂朮甘湯 

- めまいの程度は軽いが，バランス感覚の失調が主な症状で，姿勢を保つことが難しい場合に用いられる．頓用ではなく，症状が落ち着くまでは1日4～5回の服用が必要となる．

ハン ゲ ビャクジュツテン マ トウ
半夏白朮天麻湯 

- めまいを根治させる目的で処方されるが，レスポンダーかどうかわかるのに3週間以上を要するので，救急・急性のめまいを抑える目的では使えない．五苓散を頓用で使いながら，ベースの方剤として比較的長期に継続処方する．

一撃!! 処方例

めまい症

Rp. ソルデム®3A 200mL
プリンペラン® 注射液 1A(10mg)　点滴静注 30〜60分

以下を追加

→ めまい発作を鎮める

Rp. **五苓散　1回2包　5回分　めまい時頓服**

- 点滴のあとにまず2包服用し，帰宅後はめまい時に服用.

→ バランス感覚失調なら

Rp. **苓桂朮甘湯　1回1包**
1日5回(毎食前，15時頃，就寝前　3日分)

→ めまいを根治する目的

Rp. **半夏白朮天麻湯　1回1包　1日3回　21日分**

- 効果判定には3週間以上を要する.

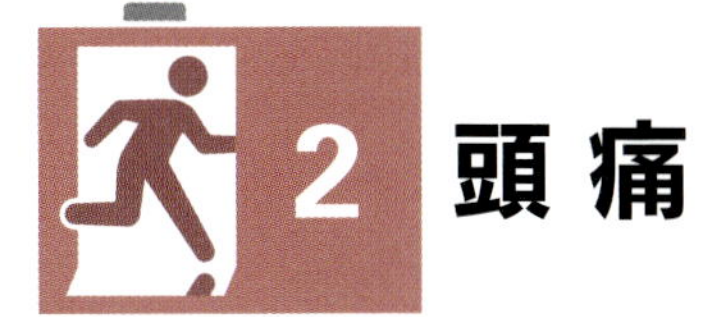

2 頭痛

片頭痛と緊張型頭痛には漢方処方が第一選択

救急医療の現場では

- 頭痛で救急外来を受診する患者の疫学調査を行った[1]．研究施設は慶応義塾大学病院救急外来．研究期間：1997年1月～1999年12月．対象は搬送された傷病者10,419人のうち，救急隊からのホットライン情報時に，頭痛を訴えていた患者でコンピューターのデータベースから抽出した334人(男性157人，女性177人)とした．結果は，頭痛を主訴に救急車を要請し救急外来に搬送された患者は全救急搬送件数の3.2％であった．内訳は，緊張型頭痛 29％，頭部外傷に伴う頭痛21％，血管障害に伴う頭痛15％，頭部以外の感染症に伴う頭痛10％であった．くも膜下出血の搬送件数は血管障害に伴う頭痛の過半数以上を占め，頭痛全搬送件数の8％であった．
- 帰宅可能な頭痛の管理・診療方針は以下の通りである．
  ①**片頭痛**：トリプタン系のセロトニン作動薬が第一選択である．
  ②**緊張型頭痛**：薬物療法にはベンゾジアゼピン系抗不安薬，抗うつ薬，筋弛緩薬，鎮痛薬を組み合わせて使用する．
  ③**群発頭痛**：スマトリプタン，エルゴタミンの投与や100％酸素吸入を行う．

問題点

- 救急外来を受診するほどの片頭痛は，既に発症していて症状がピークに達しているので，この時期にトリプタン系のセロトニン作動薬を服用してもほとんど効果がない．
- 緊張型頭痛には，そもそも適応症のない抗うつ薬にしかエビデンスがないの

1) 横山雅子ほか：救急搬送患者における頭痛．日本頭痛学会誌，28 (1)：4-5, 2001.

で，抗不安薬，筋弛緩薬，鎮痛薬は無効である．

サイエンス漢方処方解説

ゴシュユトウ
呉茱萸湯 

- 片頭痛発作に呉茱萸湯を2包頓服投与する．典型的な例では，服用後15分くらいから急速に頭痛が改善し，30分後にはほとんど痛みを感じなくなり，帰宅可能となる．

センキュウチャチョウサン
川芎茶調散 

- もともとは頭痛を主症状とする感冒に用いる方剤だが，適応症に「血の道症」があることから，筆者が月経時片頭痛あるいは月経関連片頭痛に用いたところ，有効例が多数みられたことから第一選択薬とした．月経時片頭痛は月経数日前から月経中にかけて，片頭痛発作の起こることが多く，また，この時期に起こる発作は，他の時期に比し持続時間が長く，治療抵抗性のことが多い．トリプタンも呉茱萸湯も効果がない．
- 月経時片頭痛発作に川芎茶調散を2包頓服投与する．典型的な例では，30分くらいから急速に頭痛が改善し，60分後にはほとんど痛みを感じなくなり，帰宅可能となる．

カッコントウ
葛根湯  

- 僧帽筋のこわばりを緩める応答を引き出す方剤であるが，緊張型頭痛はこのこわばりが僧帽筋から項部そして頭蓋を覆う筋肉に波及して，頭が締めつけられるような頭痛を発症する．普通は救急外来を受診するほどではないが，時にめまい，嘔吐等を併発して重症化することがある．
- 一般的には緊張型頭痛時に1包頓服投与するが，重症例では2包を必要とする．多くは1時間以内に奏効する．

一撃 !! 処方例

頭痛

片頭痛・緊張型頭痛

片頭痛発作

Rp. 呉茱萸湯　1回2包　5回分　片頭痛発作時頓服

- 受診後速やかに服用し，帰宅後は片頭痛発作時に服用.

月経片頭痛，月経関連片頭痛発作

Rp. 川芎茶調散　1回2包　5回分　月経片頭痛，月経関連片頭痛発作時頓服

- 受診後速やかに服用し，帰宅後は月経片頭痛，月経関連片頭痛発作時に服用.

緊張型頭痛発作

Rp. 葛根湯　1回2包　5回分　頭痛発作時頓服

- 受診後速やかに服用し，帰宅後は緊張型頭痛発作時に服用.

3 胸痛

緊急性のない胸痛には漢方処方が第一選択

救急医療の現場では

- 胸痛は循環器系救急患者の重症度に密接に関係している．胸痛のある循環器疾患傷病者（心筋梗塞）の入院率（84.1％）は，胸痛なしの循環器疾患傷病者（76.7％）よりも高かった[1]．
- 胸痛を主訴とする疾患で致死的といわれるものに，急性心筋梗塞，急性大動脈解離，急性肺血栓・塞栓症等が挙げられる．
- 胸痛患者で帰宅適応になるものは，原因が器質的疾患によらない場合と，原因が器質的疾患でも病状が安定している場合（例：労作性狭心症）である．

問題点

- 胸痛患者で帰宅適応になる症例のうち，原因が器質的疾患によらないもの，または循環器内科に特異的な治療法が不要のものの多くは，心臓神経症であると考えられるが，抗不安薬はあまり効果がない．

サイエンス漢方処方解説

トウ キ トウ
当帰湯 

- 当帰湯が適応となる胸痛で典型的なものは背部から前方に抜けるような痛みだが，一見狭心症のようにみえるものも含まれる．

1）林田純人：循環器疾患傷病者の救急搬送：大阪市消防局の経験から．J Jpn Coron Assoc, 20：42-45, 2014.

- このような痛みを漢方医は「仮性狭心症」と表現した.
- 帰宅時に処方すると1週間以内に効果が現れる.

一撃!! 処方例

胸痛

器質的疾患ではない胸痛,
循環器内科に特異的な治療法が不要な胸痛

Rp. 当帰湯　1回1包　　1日3回　7日分

- 帰宅時にまず1週間分を処方する. 心臓神経症による不安は心の恐怖を伴うので, 完全に解消するにはかなりの時間を要するため, 患者が継続を希望したら, のみ忘れが多くなるまで継続処方する.

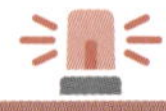

4 動悸

動悸を伴う心臓神経症には漢方処方が第一選択

救急医療の現場では

- 一般外来患者では16%が動悸を訴えるが，外因を除く救急外来に限ると頻度は0.6～2.1%であり，時に遭遇する程度である．
- 救急振興財団の平成16年3月の「救急搬送における重症度・緊急度判断基準作成委員会報告書」によれば，胸痛では，第1段階として，①意識：JCS100以上，②呼吸：10回/分未満または30回/分以上，呼吸音の左右差，異常呼吸，③脈拍：120回/分以上または50回/分未満，④血圧：収縮期血圧90mmHg未満または収縮期血圧200mmHg以上，⑤SpO_2：90%未満，⑥その他：ショック症状，以上のいずれかが認められる場合を重症と判断する．いずれにも合致しない場合に，第2段階として，①チアノーゼ，②20分以上の胸部痛，絞扼痛，③背部の激痛，④心電図上のST-Tの変化，⑤心電図上の不整脈(多源性/多発性/連発/PVC，RonT，心室性頻拍等)，⑥血圧の左右差があれば重症と判断する．
- 退院時診断では心疾患が31.6%で，その内訳は，発作性上室頻拍 14.7%，心房細動・心房粗動 10.7%，premature beat 2.4%，虚血性心疾患 2.0%，心室頻拍 0.9%であり，高齢者に心房細動の頻度が高かった．
- 動悸の多くは生命予後に影響を与えないので，患者説明にあたっては過度な不安を与えないことが重要である．

問題点

- 循環器内科，精神神経科，内分泌内科，婦人科等の専門的治療を必要としない単なる動悸に対しては，ベンゾジアゼピン等の抗不安薬が投与されるが，その効果は“trade off”というレベルである．

- 漢方薬には動悸を使用目標の一つとするものが多数あり，動悸以外の症状も一緒に緩和されるので有用性が高い．

サイエンス漢方処方解説

柴胡加竜骨牡蛎湯（サイコカリュウコツボレイトウ） 

- 心臓神経症に起因する動悸の第一選択．
- 患者の訴えが，まっすぐ診療者に向かってくる印象がある．
- 救急外来で頓用させても短時間で応答が引き出される場合がある．頓用でも継続投与でもよい．

黄連解毒湯（オウレンゲドクトウ）  

- 動悸にのぼせが合併して，頭に血が上るような場合に奏効する．
- 救急外来で頓用させても短時間で応答が引き出される場合がある．頓用でも継続投与でもよい．

炙甘草湯（シャカンゾウトウ） 64

- 即効性がないので救急の場面には適応はないが，器質的疾患のない動悸を根本的に治すためには3週間以上の長期の服用が必要である．

一撃 !! 処方例

動悸

循環器内科，精神神経科，内分泌内科，婦人科等の専門的治療を必要としない単なる動悸

→ **不安感が背景にある動悸時**

Rp. 柴胡加竜骨牡蛎湯　1回1包　　5回分　動悸時頓服

- 継続処方が必要なら1回1包　1日3回　7日分を処方してレスポンダーかどうかを確認し，レスポンダーの場合は継続投与する．

→ **イライラ，のぼせが背景にある動悸時**

Rp. 黄連解毒湯　1回1包(または2カプセル)　　5回分　動悸時頓服

- 継続処方が必要なら1回1包　1日3回　7日分処方し，レスポンダーかどうかを確認し，レスポンダーの場合は継続投与する．

→ **動悸の根本治療が必要**

Rp. 炙甘草湯　1回1包　　1日3回　7日分

- 上記の処方をしてレスポンダーかどうかを確認し，レスポンダーなら継続投与する．効果発現まで3週間以上を要するのが一般的である．

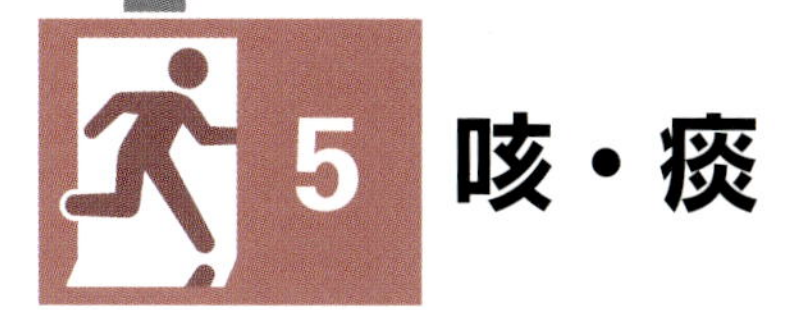

5 咳・痰

呼吸器感染症には抗菌薬と同列の重要度で漢方処方も第一選択

救急医療の現場では

- 咳は本来，痰の喀出に必要な生理的反応なのでむやみに抑えるべきではなく，咳により体力が消耗する場合，安静や睡眠が妨げられる場合，咳しか症状がない場合に鎮咳薬が投与される．
- 急性咳嗽の大部分は呼吸器感染症が原因で，抗菌薬投与と咳嗽に対する対症療法が中心となる．
- 急性感染症以外では，咳喘息，アトピー性喘息，副鼻腔炎気管支症候群が三大原因であり，これらには救急医療の現場では安易に抗菌薬や鎮咳薬を投与しないで，速やかに呼吸器専門医に紹介すべきである．

問題点

- 抗菌薬は起炎菌と感受性が合えばよいが，初回投与時には起炎菌を推測してあて推量になるのは仕方がない．
- しかし，うまく選択できたとして，起炎菌の増殖を抑制することはできても，既に起こってしまっている呼吸器の重症の炎症を抑える効果がある抗菌薬はない．
- 強い抗炎症作用をもつ糖質コルチコイドの短期大量投与は，免疫系には特に大きな悪影響は与えないので，著者としてはもっと施行されてもよいと考えるが，わが国では一般的には施行されていない．
- そこで，呼吸器の炎症を強力に鎮める応答を引き出す小柴胡湯，呼吸器の乾燥を強力に潤す滋陰降火湯，湿性咳嗽専用の竹茹温胆湯等が必要となる．
- 漢方治療のコンセプトは，鎮咳させる応答を引き出すのではなく，咳嗽の原因となっている局所の炎症が鎮まれば，それに起因する咳嗽も鎮まるというもので，より根本的な治療を目指している．

サイエンス漢方処方解説

ショウサイコトウ
小柴胡湯  

- 呼吸器感染症の第一選択．
- 肺炎であれば，細菌性でも，ウイルス性でも，真菌性でも，間質性でも，使う方剤はどれも小柴胡湯である．一般的に漢方薬は，病因に対してではなく，現に起こっているシステム異常である病態に対して処方される．
- 炎症の程度が重症なので，最初の1週間は投与間隔を最長で4時間とする．重症度が上がれば，最初の数日は投与間隔を3時間あるいは2時間にすることもある．重症の炎症を抑える強い応答は長時間継続しないので，頻回に宿主から応答を引き出す必要がある．

ジインコウカトウ
滋陰降火湯 

- 気道の乾燥が高度になると，たとえ喀痰の量が少なくても，容易に気道にへばり付いて軽い咳嗽では喀出できなくなる．そのような場合に，気道内皮細胞のアクアポリン5を開いて細胞内に水を誘導して潤すことにより，喀痰の水分が増えて容易に喀出できるようになる．
- 夜，寝床に入ると咳嗽が増悪する場合に用いるとよい．服用開始時には，通常1日4～5回服用しなければ効果が出にくい．

チクジョウンタントウ
竹茹温胆湯 

- 初期治療がうまくいかずこじれた病態になると，喀痰量が多くなり，そのせいで不安や不眠が起こる．この方剤は湿性咳嗽の第一選択である．
- 炎症の主座は下気道である．インフルエンザウイルス感染による咳嗽は，ウイルスがいきなり下気道で増殖するため，病態としては急性下気道炎になるので，竹茹温胆湯が第一選択になる．

一撃!! 処方例

咳・痰

呼吸器感染症が原因である

急性呼吸器感染症

Rp. 小柴胡湯　1回1包　　4時間ごと(1日6回)　7日分

- 重症例では，最初の2〜3日は3時間ごと，あるいは2時間ごとの投与を考慮．

乾性咳嗽

Rp. 滋陰降火湯　1回1包　1日5回(毎食前，15時頃，就寝前)　3日分

- 咳嗽が鎮まってきたら，服用回数を徐々に減らしていく．

湿性咳嗽

Rp. 竹茹温胆湯　1回1包　1日5回(毎食前，15時頃，就寝前)　3日分

- 咳嗽が鎮まってきたら，服用回数を徐々に減らしていく．

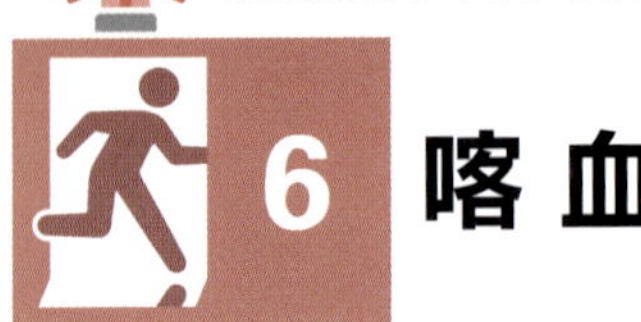

6 喀血

少量喀血には漢方処方が第一選択

救急医療の現場では

- 喀血とは，肺や気管支から出た血液を咳とともに口腔外に出すことである．
- 救急で問題となるのは大量喀血である．松山赤十字病院呼吸器センターの統計では，喀血症例の1.5%，過去3年間で3例．いずれも肺がん関連の出血であった[1]．
- 大量喀血の緊急処置は，コードブルーに準じた対応が必要で，最悪の場合でも片肺挿管等を行い，少なくとも健側の肺は残す治療を行う．
- 少量喀血や多めの血痰の場合には，まずは止血剤（カルバゾクロム，トラネキサム）を投与する．凝固異常がある場合には，血液製剤（新鮮凍結血漿，血小板輸血，Ⅶa因子補充）を使用する．喀血を繰り返す症例では，喀血は90%が気管支動脈由来（残り10%は肺動脈由来）なので気管支動脈塞栓術を考える．

問題点

- カルバゾクロム（アドナ®）の効果は非常にマイルドで，血管脆弱性に対しては多少の効果は認められるが，喀血には効果は期待できない．
- トラネキサム（トランサミン®）は，線溶活性化が強い場合の出血には劇的な効果を示すが，喀血の原因がそれ以外の場合には止血効果は期待できない．
- 止血効果を引き出す漢方薬は数種類あるが，喀血に特異的に効果を示すのは黄連解毒湯だけである．

1）松山赤十字病院救急部カンファレンス 2013. 8. 9 資料.

サイエンス漢方処方解説

黄連解毒湯（オウレンゲドクトウ）  

- 喀血に対する止血効果を引き出すことができる唯一の漢方薬である.
- 喀血は少しでも早く止めたい病態であるので，服用間隔は4時間を原則とする．喀血量と重症度によっては，服用間隔を2～3時間に短縮してもよい.

一撃 !! 処方例

少量の喀血

Rp. 黄連解毒湯　1回1包(または2カプセル)　4時間ごと　4日分

- 止血が得られるまで投与.
- 重症例は，最初の2～3日は3時間ごと，あるいは2時間ごとの投与を考慮.

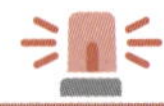

7 吐血・下血

内視鏡治療に漢方処方の併用を考慮

救急医療の現場では

- 救急活動の現況（東京消防庁，2014年）によると，2014年1年間で救急搬送された432,859人のうち，下血・血便によるもの4,233人（1.0%），吐血によるもの3,775人（0.9%）であった．
- 上部消化管出血が疑われれば，上部内視鏡検査を行い，出血部位に対してクリッピング，止血のための薬剤の注入，レーザー凝固，ゴムバンドによる静脈結紮等の内視鏡的止血術を施行する．内視鏡的に止血困難な場合は，血管造影検査や開腹手術等が必要となる．食道静脈瘤ではゼングスターケン＝ブレークモア管（sengstaken-blakemore tube）で静脈瘤を圧迫止血する治療法が有効な場合がある．
- 「レジデントのためのEvidence Based Clinical Practice」（第2903号 2010年11月8日，医学書院）によると，内科的マネジメントで重要なのはプロトンポンプ阻害薬（PPI）の使用である．ハイリスクならば内視鏡を行う前からPPI静脈投与を考慮する．胃酸は凝固系，血小板凝集を阻害するため，PPIにて胃内酸性度を低下させることが望ましく，臨床的にも効果が確認されている[1]．H_2受容体遮断薬の静脈投与の効果はほとんどない，もしくは臨床的にわずかなベネフィットしかないため，使用は推奨されない[2]．
- 下部消化管出血でも大腸内視鏡検査は有用だが，大量出血時はしばしば検査は困難となるので，禁食や安静を中心とした治療が優先される．
- 「MSDマニュアルプロフェッショナル版」によると，憩室または血管腫に起因

1) Lau JY, et al：Omeprazole before endoscopy in patients with gastrointestinal bleeding. N Engl J Med, 356 (16)：1631-1640, 2007. [PMID：17442905]

2) Levine JE, et al：Meta-analysis：the efficacy of intravenous H2-receptor antagonists in bleeding peptic ulcer. Aliment Pharmacol Ther. 16 (6)：1137-1142, 2002. [PMID：12030956]

する重度かつ活動性の下部消化管出血は，時に，大腸内視鏡下での電気焼灼，ヒータープローブ，または希釈アドレナリン液の注入による止血処置でコントロールできる．ポリープは，スネアまたは焼灼により切除できる．これらの方法が無効または実行不可能である場合は，血管造影と塞栓術またはバソプレシン注入の併用が奏効することがある．しかしながら，腸管への側副血行路は限られているため，超選択的カテーテル挿入法を用いない限り，血管造影では腸虚血または腸梗塞のリスクが有意に高くなる．ほとんどの症例研究では，虚血性合併症の発生率は5%未満である．バソプレシン注入による止血成功率は約80%であるが，約50%の患者で出血が再発する．また，高血圧および冠動脈虚血のリスクもある[3]．

問題点

- 上部消化管出血でPPIを使うときに，PPIそのものには止血作用も抗炎症作用もないので，黄連解毒湯を併用することで，止血効果と抗炎症作用を追加することが可能となり，出血病変の治癒過程が大幅に促進される．
- 下部消化管出血のうち，憩室炎に由来する出血では，新薬には使えるものがない．しかし，出血を来すような重症の憩室炎に対して，半夏瀉心湯は強力に抗炎症作用を引き出すので，炎症を鎮めて出血を止める目的で使用を考慮すべきである．

サイエンス漢方処方解説

黄連解毒湯（オウレンゲドクトウ）

- PPIに併用することで，消化性潰瘍や急性胃粘膜病変の治癒過程が大幅に促進される．
- 内視鏡治療にも併用は可能である．

3) Ansari P：消化管出血の概要．MSDマニュアルプロフェッショナル版 Last full review / revision, 2012.

半夏瀉心湯（ハンゲシャシントウ）  

- 下部消化管出血のうちで憩室炎に由来する場合には，半夏瀉心湯を併用することで，強力な抗炎症作用が期待できる．

排膿散及湯（ハイノウサンキュウトウ） 

- 細菌性感染症一般に広く適応があり，しかも非常に速効性である．憩室炎は起炎菌が大腸菌のような腸内細菌であり，まさに急性の細菌性感染症なので，排膿散及湯の強力な抗菌作用と抗炎症作用が有用である．

一撃!! 処方例

吐血・下血

内視鏡治療

以下の漢方治療を選択

→ **上部消化管出血**

Rp. **黄連解毒湯　1回1包（または2カプセル）**
4時間ごと　7日分

- 4時間ごとに止血が得られるまで投与する．
- 重症例は，最初の2〜3日は3時間ごと，あるいは2時間ごとの投与を考慮．

→ **憩室炎由来**

Rp. **半夏瀉心湯　1回1包**
排膿散及湯　1回1包　　4時間ごと　7日分

- 憩室炎が終息して止血が得られるまで投与する．
- 重症例は，最初の2〜3日は3時間ごと，あるいは2時間ごとの投与を考慮．

嘔気・嘔吐

嘔気・嘔吐には漢方処方が第一選択

救急医療の現場では

- 東京消防庁救急相談センターにおける2017年の相談件数は97,621件で，そのうち小児の嘔気・嘔吐が4,882件(3.3％)，小児以外のものが3,416件(2.3%)であった．
- 倉敷中央病院における2015年のウォークイン患者のトリアージ主訴の統計で嘔気・嘔吐をみると，1〜14歳では17,266人中1,296人(7.5%)うち入院28人(2.1%)，15〜64歳では18,086人中896人(5.0%)うち入院38人(4.2%)，65歳以上では11,409人中379人(3.3%)うち入院74人(19.5%)であり，特に高齢者で重症度が高くなっていた．
- 嘔気・嘔吐へは，一般的に，末梢性D_2受容体拮抗薬であるメトクロプラミド(プリンペラン®)，ドンペリドン(ナウゼリン®)または，中枢性D_2受容体拮抗薬であるプロクロルペラジン(ノバミン®)を用いる．
- 妊婦には，ビタミンB_6製剤であるピリドキシン(アデロキシン®)や，末梢性D_2受容体拮抗薬であるメトクロプラミドを用いる．

問題点

- ドンペリドンもメトクロプラミドも消化管でのアセチルコリン遊離を促進するので，毒素性食中毒やウイルス性胃腸炎で十二指腸に浮腫のある場合には十二指腸や胃の動きが悪くなり，むしろ腹痛や嘔吐が悪化することがある．
- メトクロプラミドにより錐体外路症状(パーキンソン様症状，ジスキネジア，ジストニア，アカシジア)が起こることがあり，「けいれん」や「てんかん」を来すこともある．一方，ドンペリドンは脳血管関門をほとんど通過しないので中枢作用がほとんどない．

サイエンス漢方処方解説

ゴレイサン
五苓散  

- 胃腸におけるアクアポリンを阻害することで，胃腸の浮腫を軽減することが制吐に繋がると推測されるが，まだ実験等による実証はない．
- 日本東洋医学会エビデンスレポートでは，幼児の嘔吐に対する五苓散の有効性と安全性を目的にした報告がある．参加者は小児科来院24時間以内に3回以上嘔吐し，来院時にも嘔気・嘔吐がみられた患者34人(男21人，女13人，年齢1～9歳，平均3.9歳)．主な結果は，五苓散坐薬(Arm 1)は有効12人(75%)，やや有効2人，無効2人に対し，補中益気湯坐薬(Arm 2)は有効5人(28%)，やや有効2人，無効11人で，Arm 1はArm 2に対し統計学的有意差($P < 0.05$)を認めた[1]．
- 幼児・小児では，ノロウイルス等のエンテロウイルスによる急性胃腸炎の嘔吐に対して使用すると，同時に胃腸炎に対しても効果が認められる．しかし成人例では，激烈な胃腸炎に対する抗炎症効果が五苓散だけでは不十分で，桂枝人参湯が必要になる．

ブクリョウイン
茯苓飲 

- 嘔気・嘔吐時には，食道の順蠕動が低下あるいは停止しているため，胃内の圧が高まると，容易に逆流することになる．茯苓飲は，食道に働いて，食道の順蠕動を正常に回復させる応答を迅速に引き出す．著者は，この状況で茯苓飲を使用して無効例を未だ経験していない．

ショウハンゲカブクリョウトウ
小半夏加茯苓湯 

- 妊娠悪阻(つわり)専用の漢方薬である．あまりにも嘔吐がひどいときには，最初は五苓散で嘔気を取ってからのませるとよい．一般的に翌日には経口摂取が回復して，妊娠悪阻による消耗を回避できる．

1) 吉田政己：五苓散坐薬の効果．日本小児東洋医学会誌，19：13-17, 2003.

一撃!! 処方例

嘔気・嘔吐

嘔気

Rp. 五苓散　1回2包　頓服

嘔吐：経口摂取不可

Rp. メトクロプラミド注 10mg
- 電解質補液を行う

嘔吐が治まる

Rp. 五苓散　1回2包　頓服

嘔吐が治まらない

Rp. 五苓散　注腸投与を検討* または専用キットで坐剤を作成

急性胃腸炎ではない胃腸の機能異常による強い嘔気・嘔吐

Rp. 茯苓飲　1回2包　頓服

逆流性食道炎

Rp. ランソプラゾール 15mg　1日1回　毎食前服用
茯苓飲　1回1包　1日3回　毎食前服用
7日分
- 長期に上記処方を継続.

妊娠悪阻

Rp. 小半夏加茯苓湯　1回1包
1日3回　毎食前服用　7日分
- 症状が落ち着くまで継続する.

＊注腸投与：五苓散1回3～4包を20mLの水に混ぜて電子レンジで沸く寸前まで加熱して水薬とし，それをシリンジに吸って，シリンジ先にネラトンカテーテルを付けて，注腸投与を行う．小児に注腸を行うときの漢方薬1回量の目安は，小学校低学年までは，1包2.5gの製剤の場合，1日量を0.2g/体重(kg)としその2/3量とする．小学校中学年では1回2包，高学年では1回3包を目安とする．

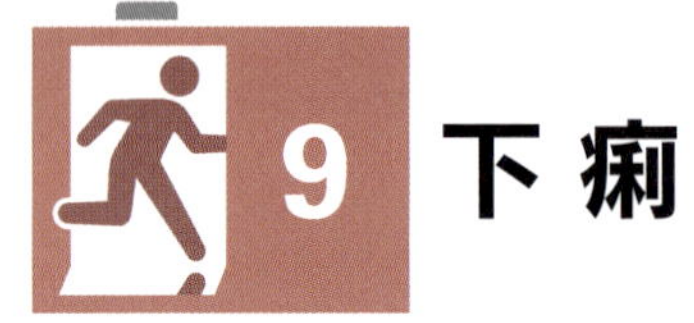

下痢

胃腸炎そのものをコントロールして下痢を治すには漢方処方が第一選択

救急医療の現場では

- 東京消防庁救急相談センターにおける2017年の相談件数は97,621件で，そのうち小児の下痢が756件（1.3%）であった．
- 厚生労働省の2017年病因物質別食中毒発生状況によると，総患者数は16,464人．細菌によるものは6,621人（40.2%）で，その内訳はカンピロバクター・ジェジュニ/コリ2,315人，ウェルシュ菌1,220人，サルモネラ属菌1,183人，その他の病原大腸菌1,046人，ブドウ球菌336人，腸管出血性大腸菌（VT産生）168人（うち1人死亡）等となっている．ウイルスによるものは8,555人（52.0%）で，そのうちノロウイルスが8,496人（99.3%）と大部分を占めていた．寄生虫によるものは368人（2.2%）で，そのうちアニサキスが242人（65.8%），クドア（主にヒラメの刺身に寄生）が126人（34.2%）であった．いずれも重症例は，救急要請するか救急外来を受診する程度の嘔吐，下痢，腹痛，発熱等の症状を呈する．
- 日本化学療法学会「JAID/JSC 感染症治療ガイドライン2015-腸管感染症-」によると，原因病原体別の治療法（第一選択薬）は以下の通りである．
  - ・サルモネラ腸炎：LVFX，TFLX，CPFX
  - ・カンピロバクター腸炎：CAM，AZM，EM
  - ・ビブリオ/プレジオモナス/エロモナス/エルシニア腸炎（重症例）：LVFX，CPFX
  - ・腸管出血性大腸菌腸炎：抗菌薬の推奨は統一されていない
  - ・細菌性赤痢：LVFX，CPFX
  - ・コレラ：LVFX，CPFX
  - ・腸チフス・パラチフス：CTRX
  - ・クロストリジウム・ディフィシル腸炎：MNZ

・成人のウイルス性胃腸炎：治療薬なし

・サイトメガロウイルス腸炎：ガンシクロビル

・小児のカンピロバクター腸炎：CAM

AZM：アジスロマイシン　CAM：クラリスロマイシン　CPFX：シプロフロキサシン　CTRX セフトリアキソン　EM：エリスロマイシン　LVFX：レボフロキサシン　MNZ：メトロニダゾール　TFLX：トスフロキサシン

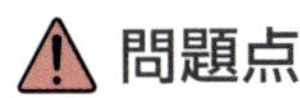

問題点

- すべて感染症の原因となる病原体に対して，その発育を抑制するという治療コンセプトであり，既に腸管に起こっている重症な炎症をコントロールするという発想がないか，あっても適当な治療法がない．

サイエンス漢方処方解説

ハンゲシャシントウ
半夏瀉心湯

- 腸管粘膜が広範に障害されるような重症な胃腸炎を抑制する応答を迅速に引き出す．

ハイノウサンキュウトウ
排膿散及湯

- 細菌性感染症であれば，部位や程度に関係なく処方できる．細菌感染症に対する免疫能を迅速に上げることができる．

ケイシニンジントウ
桂枝人参湯

- ノロウイルスによる水様性下痢と腹痛を1時間おきの服用で数時間で完治させる．

一撃!! 処方例

下痢

重症の腸炎による下痢

Rp. 半夏瀉心湯　1回1包　2〜4時間　4日分

- 初期には症状の重篤度に応じて2〜4時間おきに服用. 1日6〜12包になる. 症状が改善してきたら, それに応じて服用間隔を延ばしていく.

または

Rp. 排膿散及湯　1回1包
半夏瀉心湯　1回1包　4日分

- 排膿散及湯には破壊された組織の修復を促進する応答を引き出す効果がある.

ノロウイルスによる下痢

Rp. 桂枝人参湯　初回2包

- 以後治るまで1時間ごとに1包ずつ服用.

10 背部痛・腰痛

胸痛や動悸を訴える心臓神経症や急性腰痛には漢方処方が第一選択

救急医療の現場では

- ほとんど漢方診療の出る幕がない危険な背部痛
  - ・**緊急処置を要する疾患**：急性冠症候群（急性心筋梗塞/不安定狭心症），急性大動脈解離，大動脈瘤破裂/切迫破裂，肺血栓塞栓症，不安定な頻脈/徐脈，うっ血性心不全，緊張性気胸
  - ・**準緊急処置を要する疾患**：労作性狭心症，急性心膜心筋炎，弁膜症，不整脈，肺炎/膿胸，胸膜炎，縦隔炎，急性膵炎/胆嚢炎/胆石症，食道破裂
- 漢方診療が役に立つ背部痛
  - ・心臓神経症，帯状疱疹後神経痛，肋間神経痛
- ほとんど漢方診療の出る幕がない危険な腰痛
  - ・緊急手術適応の腰椎椎間板ヘルニア，腰椎骨転移，腹部大動脈瘤破裂，骨粗鬆症のある腰椎圧迫骨折，腰椎感染症
- 漢方診療が役に立つ腰痛
  - ・ギックリ腰（腰部筋筋膜痛症），急性腰痛（腰部筋有痛性痙縮）
- 東京消防庁救急相談センターにおける2017年の相談件数は97,621件で，そのうち胸痛が4,041件（2.7%），腰痛が3,821件（2.6%）であった．
- JR東京総合病院で，2009年4月1日～2012年3月31日の3年間の救急搬送8,646件のうち外傷によらない疾病群6,585件のうち，胸痛は210件（3.2%），腰痛は339件（5.1%）であった[1]．

1）山口陽子ほか：救急車搬送症例は診断不明確とされることが少なくない．日臨救医誌（JJSEM），18：611-617, 2015.

問題点

- 漢方診療が役に立つ背部痛では，神経症が背景にある場合がほとんどなので，ベンゾジアゼピン系抗不安薬等が処方されるが，ほとんどの場合，満足できる効果は得られない．
- 漢方診療が役立つ腰痛では，NSAIDs，プレガバリン，トラマドール等が処方されるが，単なる対症療法には限界がある．
- どの薬剤にも無視できない副作用がある．
  - ・NSAIDs：重い肝障害（時に肝不全），脳梗塞・心筋梗塞のリスク上昇（内因性プロスタサイクリンの抑制による）．
  - ・プレガバリン：眠気，うとうと，不眠，ふるえ，混乱，めまい，ふらつき，運動失調，転倒・転落，複視，視力低下，視覚異常
  - ・トラマドール：悪心，嘔吐，便秘，全身のふるえ，ふらつき，めまい，眠気

サイエンス漢方処方解説

トウキトウ
当帰湯 

- いかにも狭心症のような背部痛を訴えるが，循環器の精査を行っても，虚血性心疾患のエビデンスがまったくない場合に用いられる．このような病態を「仮性狭心症」と呼ぶこともある．
- 投与開始後1週間は，1日4～5回の服用を必要とする．症状の改善に伴い服用回数は減らしていく．

シャカンゾウトウ
炙甘草湯 

- 心臓神経症で，動悸や息切れを訴える場合に用いられる．しかし，レスポンダーかどうかがわかるまでには，3週間以上かかるのが普通である．

カッコントウ
葛根湯  

- 僧帽筋領域の有痛性筋攣縮（いわゆる肩こり）を急速にほぐす応答を引き出すことができるので，後頸部から腰部にかけて連続している姿勢筋の有痛性筋攣縮にも同様の応答を引き出すことができる．したがって，ギックリ腰を含

む急性腰痛にも有効である．

芍薬甘草湯（シャクヤクカンゾウトウ）  TY 059

- 骨格筋でも平滑筋でも，筋の急激な収縮を数分で鎮める応答を引き出すことができるが，葛根湯と併用することで，葛根湯の有痛性筋攣縮をほぐす応答を増強するbooster効果を発揮する．
- 中等度以上の急性腰痛には，最初から葛根湯と併用した方が効果的である．

一撃!! 処方例

背部痛・腰痛

背部痛や動悸を訴える心臓神経症や急性腰痛

→ 背部痛を伴う心臓神経症（仮性狭心症）

Rp. 当帰湯　1回1包
1日5回（毎食前，15時頃，就寝前）　7日分

- 症状が和らいできたら服用回数を減らしていく．

→ 動悸を伴う心臓神経症

Rp. 炙甘草湯　1回1包　1日3回　21日分

- いくぶんでも症状が和らいできたらレスポンダーである可能性が高いので，さらに14日分処方する．
- 炙甘草湯は，レスポンダーかどうかがわかるのに，3〜4週間を必要とする例外的な漢方薬である．大多数の漢方薬では，1〜2週間以内にレスポンダーかどうかが判明する．

→ 急性腰痛

Rp. 葛根湯　1回1包
芍薬甘草湯　1回1包　2〜4時間おき　7日分

- 初期には症状の重篤度に応じて2〜4時間おきに服用．
- 症状が改善してきたら，服用間隔を延ばしていく．かなり症状が軽くなったら芍薬甘草湯は中止する．
- 初期から鍼灸の併用は有用である．

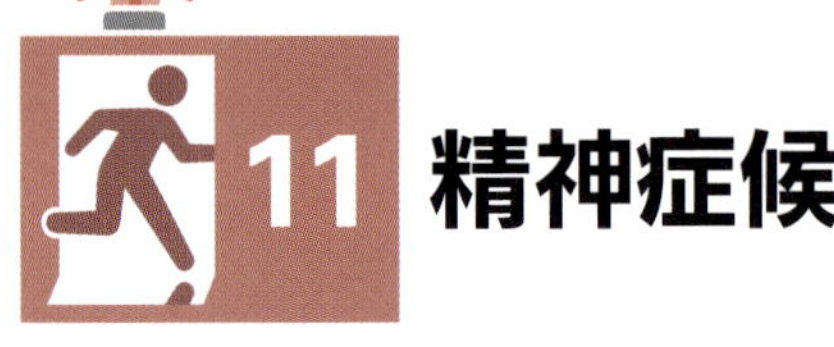

11 精神症候

パニック発作やせん妄には漢方処方が第一選択

救急医療の現場では

- 入院が必要な二次，三次救急に対して，一次救急は外来対応または社会福祉士や精神保健福祉士の電話対応で済む軽症例である．そのため一次救急は，緊急措置を行うハード救急に対してソフト救急と呼ばれている．福岡県の調査ではソフト救急患者601例のうち，最も患者数が多い精神症状カテゴリーは，精神作用物質による精神および行動の障害 265例で，アルコール，催眠薬，鎮静薬の乱用，中毒によるものが多かった．次に多いカテゴリーは神経症性障害，ストレス関連障害および身体表現性障害 216例で，パニック障害，急性ストレス障害，心気障害等が含まれた．各カテゴリーにおいて，外来対応のみで帰宅できた患者が占める割合は75.1～88.9％(平均81.7％)であった．全601例の重症度は，軽症 580例(96.5％)，中等症 14例(2.3％)，重症 7例(1.2％)で大多数が軽症例であった[1]．
- ソフト救急のうち，アルコール，催眠薬，鎮静薬の乱用，中毒は漢方治療の枠外であるが，神経症性障害，ストレス関連障害および身体表現性障害(パニック障害，急性ストレス障害，心気障害等)では，向精神薬と漢方治療の併用あるいは漢方治療単独での対応が可能である．

1) 伊藤重彦ほか：福岡県における精神科ソフト救急患者の搬送・受入れの現状および関係機関の負担要因に関する検討．日臨救医誌，17：515-521，2014．

サイエンス漢方処方解説

苓桂朮甘湯(リョウケイジュツカントウ)＋甘麦大棗湯(カンバクタイソウトウ)＝苓桂甘棗湯(リョウケイカンソウトウ)の近似処方

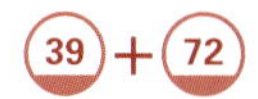

- 古典で「奔豚病(ほんとんびょう)」という言葉は，「金匱要略(きんきようりゃく)」という約1,800年前の書物に出てくる．口語訳すると「奔豚病の発作が起こるときには，気が少腹部から起こって上方に衝き上がって喉に至る感じがあり，発作が起こるときには患者は死ぬかと思うほど苦痛を感じる．しかし，発作が過ぎると，普通の人とまったく同じようになる．この疾病はいずれも恐れ，怯えるなど精神的打撃から起こるのである」となり，まさにパニック発作そのものである．治療薬としての苓桂甘棗湯も金匱要略に茯苓桂枝甘草大棗湯と記載されている[2]．
- パニック発作が起こってからは，パロキセチンのような選択的セロトニン再取り込み阻害薬(SSRI)の方が速効性はあるので推奨される．しかし，発作が起こりそうな前兆を感じたときや，継続服用して発作の予防を図るときには，クロチアゼパム5～10mgの頓服よりは苓桂甘棗湯の頓服が推奨される．

甘麦大棗湯(カンバクタイソウトウ) 72

- もっぱらせん妄に使われる．主な病態としては，精神状態が一触即発，または環境の変化に対応しきれなくて暴言・暴力になってしまう場合で，高齢者に使われることが多い．
- ハロペリドールと併用することで，ハロペリドールの投与量を減らすことができ，ハロペリドールの傾眠という副作用を減らすことができる．

2) 中医研究院/北京図書館 編：金匱要略，中国漢方，1982.

一撃!! 処方例

精神症候

ソフト救急のなかで，神経症性障害，ストレス関連障害および身体表現性障害（パニック障害，急性ストレス障害，心気障害等）

パニック発作の前兆期

Rp. **苓桂朮甘湯　1回1包**
甘麦大棗湯　1回1包
発作の前兆を感じたときに頓服　10回分

パニック障害に対する継続処方

Rp. **苓桂朮甘湯　1回1包**
甘麦大棗湯　1回1包　1日3回　14日分
- 症状が和らいできたら服用回数を減らしていく.

せん妄

Rp. **甘麦大棗湯　1回1包　1日3回　14日分**
- せん妄が治まるまで継続服用し，せん妄がなくなり次第服用を中止.

せん妄の継続治療

Rp. **甘麦大棗湯　1回1包**
抑肝散　1回1包　1日3回　14日分
- 14日分投与してレスポンダーかどうかを見極める.
- 精神的に落ち着いてきたら甘麦大棗湯は中止して抑肝散を継続する.

12 脳血管障害

現代医学的治療法と漢方処方の併用が推奨される

救急医療の現場では

- 総務省消防庁の「平成29年(2017年)版 救急救助の現況」によると，2016年中の救急自動車による急病の搬送人員数3,607,942人のうち，脳疾患が278,738人(7.7％)を占めていた．また，高齢者2,174,469人でみると脳疾患は209,663人(9.6％)でより多くなっていた．
- 順天堂大学医学部附属静岡病院の統計によると，2017年の救急搬送受け入れ数3,907人のうち脳梗塞，脳出血，くも膜下出血を合わせると512人(13.1％)であった．
- 現代医学的治療法は以下のとおりである．
  - ・脳梗塞(アテローム血栓性，心原性，ラクナ)に対しては，血圧管理，血栓溶解療法，血管内治療，抗凝固療法，抗血小板療法が行われる．
  - ・くも膜下出血に対しては，開頭して動脈瘤のクリッピングを行うか，血管内治療が可能であれば瘤内塞栓術が行われる．
  - ・脳出血に対しては，出血量が10mL以上なら開頭して血腫除去術が行われ，少量であれば保存的治療が行われる．

問題点

- 脳血管障害に対する現代医学的治療が成功したとしても，術後の問題として，脳の浮腫と炎症がある．これには現代医学的には効果的な治療法がないが，漢方治療を併用すると，浮腫も炎症も迅速に消退させることができる．

サイエンス漢方処方解説

五苓散（ゴレイサン）  

- 脳細胞の水の出入口であるアクアポリン4が，脳血管障害のようなストレスがかかったせいで開きっぱなしになった結果，脳浮腫が起こる．五苓散はアクアポリン4を阻害して，脳細胞内に水が入らないようにするので，脳浮腫は急速に改善する．
- 濃グリセリン・果糖注射液（グリセオール®）やD-マンニトール注射液（マンニットール）でも脳浮腫を改善することはできるが，水分出納や電解質バランスを保つことが煩雑である．これに対して五苓散は，漢方薬を患者の胃内に投与できさえすれば脳浮腫を改善させることができる．しかも，動かす水は脳細胞の水だけなので，水分出納や電解質バランスにはまったく影響を与えないことが利点の一つである．

小柴胡湯（ショウサイコトウ）  

- 脳血管障害が起これば，脳浮腫と同時に脳に炎症が起こる．この炎症を迅速に消退させなければ回復が遅れることになる．新薬に脳の抗炎症薬は存在しないが，小柴胡湯は脳や髄膜に起こる炎症に対して強力な抗炎症作用を発揮する．

一撃 !! 処方例

脳血管障害

↓

現代医学的治療法

↓ 以下の漢方治療を追加

最初の 1 週間

Rp. **五苓散　　1 回 1 包**
小柴胡湯　1 回 1 包　　　　　最長でも 4 時間ごと　7 日分

- 症状が重篤であれば，投与間隔を 2〜3 時間に短縮してもよい．
- 急性期では多くの患者には NG チューブが挿入されているので，漢方薬の投与は容易である．もちろん，経口摂取が可能な場合には経口投与となる．

2 週目

Rp. **五苓散　　1 回 1 包**
小柴胡湯　1 回 1 包　　　　　最長でも 8 時間ごと　7 日分

- 症状が落ち着いてきたら 8 時間ごとの投与にするが，まだ明らかな回復が得られない場合には，4 時間ごとの投与を継続する．
- 3 週目では，8 時間ごとの投与となるが，一般的には 4 週間の投与で終了となる．

脳静脈洞血栓症

併発する脳浮腫には漢方処方が第一選択

救急医療の現場では

- かなりまれな疾患なので救急の統計には実数として現れない．
- 文献的考察の疫学[1]では，脳静脈洞血栓症は全脳卒中の約0.5〜1%と比較的まれな頻度で発症し，特に若年層に認めることが多いとされている．危険因子には，血流の停滞，静脈壁の障害，血液凝固能の亢進が様々に絡み合う．

問題点

- 開頭術で除去不可能なほど広範な脳静脈洞血栓症では，血栓溶解はヘパリン（ヘパリンの静脈内投与，もしくは低分子ヘパリンの皮下注射）で可能である．
- しかし，脳静脈洞血栓症に併発し放置すると致命的になる脳浮腫は，重症例では血管透過性が亢進していることが多く，そのような場合にグリセオール®やマンニットールを使うと，血管外に漏出してサードスペースに水を呼び込むため，かえって脳浮腫が悪化する．このような状況下では，五苓散を使わなければ対処できない．

サイエンス漢方処方解説

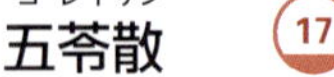

- 脳血管障害時の脳浮腫に五苓散を使用するのとまったく同じコンセプトで用いられる（Case report参照）．

1）新堂晃大ほか：脳静脈洞血栓症．血栓止血誌，25：399-403, 2014.

一撃!! 処方例

脳静脈洞血栓症

現代医学的治療法

以下を追加

脳浮腫を併発

Rp. 五苓散　1回1包
2〜4時間ごと　1日6〜12包　少なくとも7日分

- 症状に応じて2〜4時間ごとに投与.

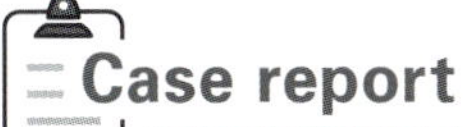

Case report
細菌性胃腸炎から脳静脈洞血栓症となった生後2ヵ月男児

入院時

- 2ヵ月男児，体重5kg．顔色不良，血便あり．
- 血液検査，CT検査を行っている最中にショックバイタルとなったため，救急病院に搬送となる．
- 救急病院到着時，ショックバイタル，動脈血pH 6.9，高カリウム血症を呈していた．
- 呼吸状態不良のため人工呼吸器を装着し，循環作動薬，GI療法，重炭酸ナトリウム，抗菌薬，血液製剤等で治療を行い，血圧や動脈血ガス分析では改善傾向を示した．
- しかし，その後けいれんの重積発作が起こり，ミダゾラム，フェニトイン，フェノバルビタールで頓挫したが，その後撮影した脳CTで上下矢状静脈洞，直静脈洞，横静脈洞，S状静脈洞等が血栓で満たされている広範囲脳動静脈洞血栓症を呈しており，著明な脳浮腫を呈していた(図1)．

第3病日

- 播種性血管内凝固症候群(DIC)と腎不全を併発しており，著明な全身浮腫と腹水がみられ，血管透過性が亢進していることを示している．

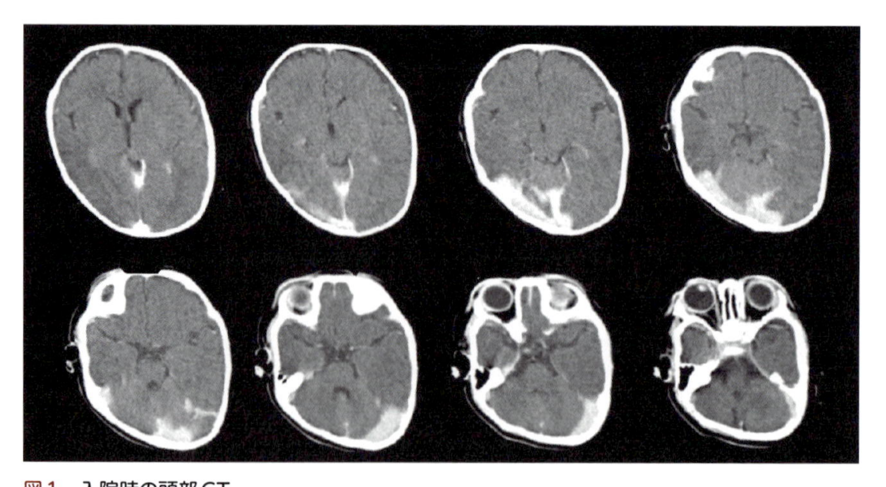

図1 入院時の頭部CT
あらゆる静脈洞に血栓が認められる

- 交換輸血と持続動静脈血液透析（CAVHDF）を施行し，脳神経外科にコンサルトしたが，「血栓が広範囲すぎるので手術適応はない」「血管透過性が亢進しているときはマンニットールも血管外に漏出するので，かえってサードスペースに水を引くことになり逆効果なので使えない，正直，打つ手なし」との返事だった（図2）．
- この段階で筆者に相談があり，血栓はヘパリンで溶かすことにしたが，脳浮腫を何とかできないかということであった．そこで筆者は五苓散を提案した．
- 1週間後に腎機能が回復し，CAVHDFから離脱できたため，頭部CT撮影を施行した（図3）．

第11病日

- 全身状態，血液検査値，画像所見に著しい改善がみられた．
- ヘパリン投与による血腫はみられるが，血栓は完全に消失し，脳浮腫も改善している．
- その結果，患児は自力でミルクを飲み，筋のトーヌス不十分ながら四肢の動きは活発で麻痺はなく，よく泣きよく笑うので精神的にも問題ないと判断した．

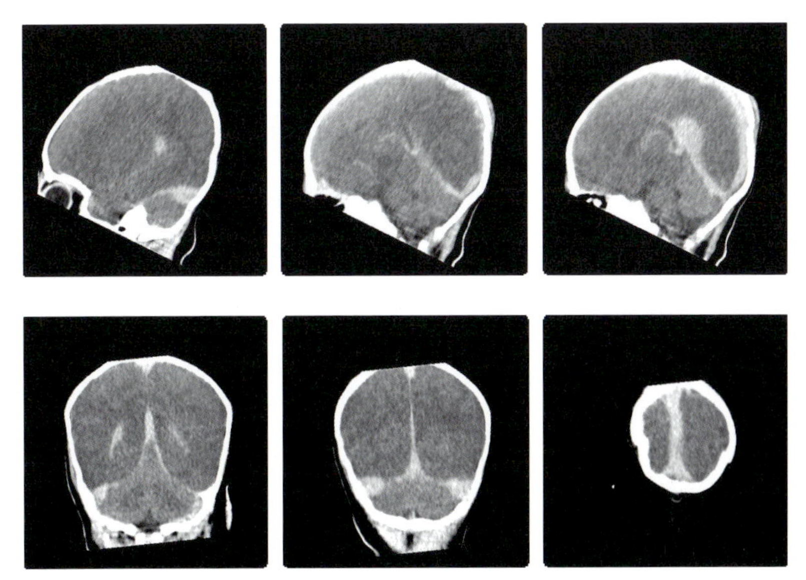

図2　第3病日の頭部CT
脳浮腫が進行しまったく隙間が見えない

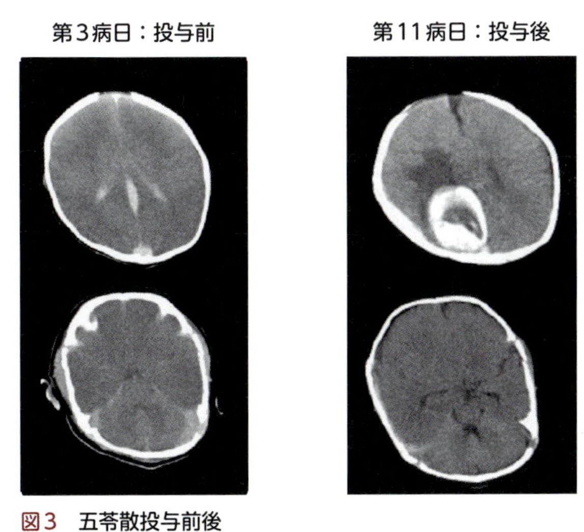

図3　五苓散投与前後
わずか1週間余りで血栓が消失し，脳浮腫も改善

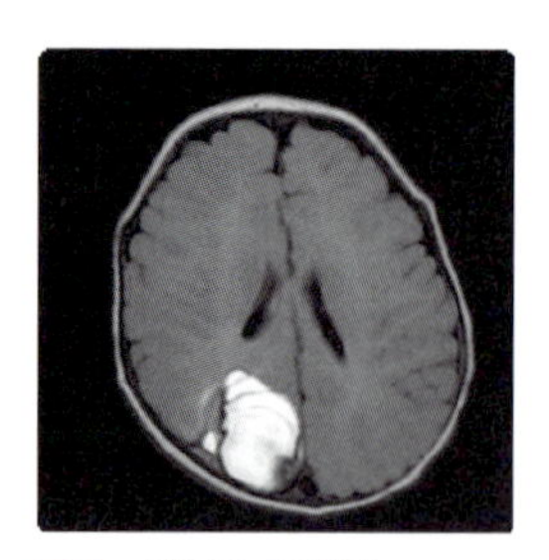
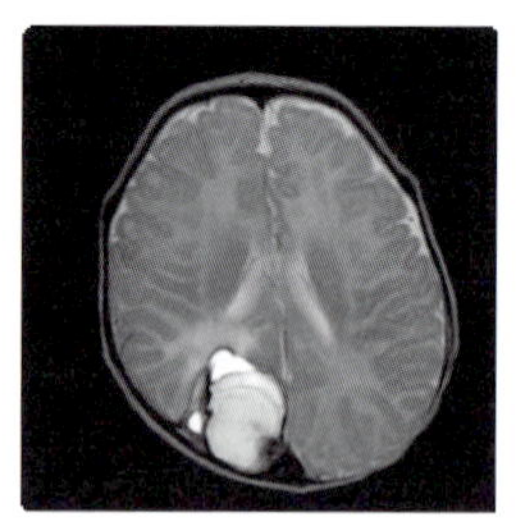

図4　第40日MRI
血腫は縮小傾向で脳の実質内障害なし

第40病日からその後

- 第40病日のMRIでは，静脈洞の血栓は消失し，右頭頂後頭葉内部の血腫は縮小傾向で，脳の実質内障害はまったくない(図4).
- 医療機関では患児を2歳まで追跡しているが，1歳で独り歩きする等，発達の遅れ等後遺症はまったくなかった.

中枢神経感染症

現代医学的治療法と漢方処方の併用が推奨される

救急医療の現場では

- **病因からの分類**
  - ・髄膜炎は細菌性，ウイルス性，結核性，真菌性があり，ウイルス性以外は，抗菌薬，抗結核薬，抗真菌薬投与が第一選択になるが，ウイルス性では感受性のある抗ウイルス薬の種類が限られており，病原ウイルスの同定が困難な場合も多い．
  - ・脳炎はほとんどがウイルス性で，アシクロビル等の抗ウイルス薬が有効な場合はよいが，病因ウイルスが不明・同定不能のときには，有効な手がないことになる．

問題点

- ウイルス性の場合には病因治療が成立しないことが多い．
- 病因にかかわらず，髄膜や脳に起こる激しい炎症を鎮める治療法が必要であり，ここに漢方治療の大きな意義がある．

サイエンス漢方処方解説

五苓散（ゴレイサン）  

- 脳細胞の水の出入口であるアクアポリン4が，髄膜炎や脳炎というストレスがかかったせいで開きっぱなしになった結果，脳浮腫が起こる．五苓散はアクアポリン4を阻害して，脳細胞内に水が入らないようにするので，脳浮腫は急速に改善する．

小柴胡湯（ショウサイコトウ）  

- 髄膜炎や脳炎で起こる激しい炎症を急速に鎮める効果を迅速に引き出す．あたかも脳にしか効かないステロイドのようである．

一撃!! 処方例

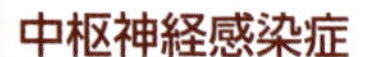

中枢神経感染症

↓

髄膜炎や脳炎で起こる激しい炎症

↓

最初の1週間

Rp. 五苓散　1回1包
小柴胡湯　1回1包　最長でも4時間ごと　7日分

- 症状が重篤であれば，投与間隔3時間あるいは時に2時間まで短縮してもよい．

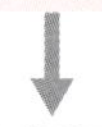

2週目

Rp. 五苓散　1回1包
小柴胡湯　1回1包　8時間ごと　7日分

- 症状が落ち着いてきたら8時間ごとの投与にするが，まだ明らかな回復が得られない場合には，4時間ごとの投与を継続．
- 3週目以降も必要であれば8時間ごとの投与を1〜2週間継続する．

15 うっ血性心不全

現代医学的治療法と漢方処方の併用が推奨される

救急医療の現場では

- 藤枝市立総合病院救急科の入院症例におけるうっ血性心不全の割合は，2016年は34/332例（10.2%），2017年は60/649例（9.2%）と1割前後であった．
- 急性心不全は，急速に心原性ショックに移行する緊急な状態なので，病態によって，血管拡張薬，利尿薬，強心薬，血管収縮薬，麻薬系鎮静薬，抗凝固薬，抗不整脈薬等を効果的に使用する．

問題点

- 基本的には現代医学的治療法で問題はないが，急性期症状が取れたときや，安定期に入ったときに，木防已湯を使用することで，NYHA分類に改善がみられるというデータがある[1]．

サイエンス漢方処方解説

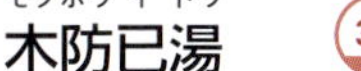

木防已湯（モクボウイトウ） 36

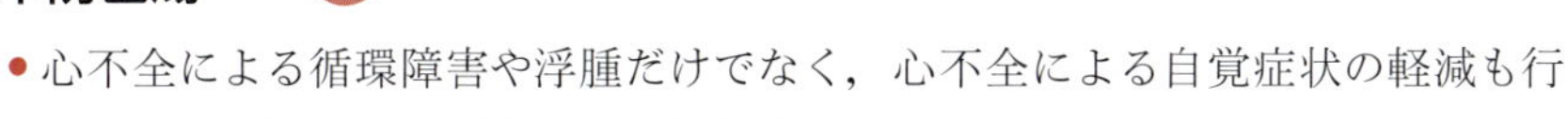

- 心不全による循環障害や浮腫だけでなく，心不全による自覚症状の軽減も行うことができるので，併用する意味がある．

1）西田清一郎，佐藤広康：漢方薬の循環器系への作用：基礎薬理と臨床応用．日薬理誌，132：280-284, 2008.

一撃!! 処方例

うっ血性心不全

現代医学的治療法

以下の漢方治療を併用

→ **臨床症状の軽減に寄与**

Rp. 木防已湯　1回1包　1日3回　14日分

- 特に回数や用量を増やす必要はない.

感染性肺炎，間質性肺炎

抗菌薬と漢方治療を併用する治療法が第一選択

救急医療の現場では

- 京都市における呼吸器疾患での搬送患者数の統計によると，2009年では，5,199人中1,657人(31.9%)が肺炎であった[1]．
- 厚生労働省の資料「高齢化に伴い増加する疾患への対応について」によると，肺炎患者の約7割が75歳以上の高齢者で，高齢者の肺炎のうち7割以上が誤嚥性肺炎であった．
- 初期治療では，起炎菌は推測するしかないので，広域スペクトラム抗菌薬で治療を開始し，細菌培養の結果が出てから，起炎菌によって狭域スペクトラム抗菌薬に変更する．

問題点

- 肺炎の患者の愁訴は起炎菌そのものによるのではなく，起炎菌によって引き起こされた肺の広範囲で重症の炎症によるものである．
- 抗菌薬は起炎菌のコントロールはできるが，既に起こってしまっている肺の炎症を鎮めることはできない．大量のステロイドを投与すれば，理論的には炎症は抑えられるが，臨床の現場では一般的ではない．

1) 日置辰一朗ほか：最近10年間の京都市救急搬送患者の統計から 呼吸器疾患病態の変貌考察の試み．洛和会病院医学雑誌，22：29-36, 2011.

サイエンス漢方処方解説

小柴胡湯（ショウサイコトウ）  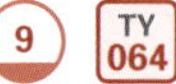

- 強力に肺の炎症を鎮める作用を引き出す漢方薬で，起炎菌が何であるかにかかわらず使用できるので使い勝手がよい．肺炎症例に使用するときには，肺炎に特異的に作用する強力なステロイド薬のような作用を示す．
- 小柴胡湯は間質性肺炎の急性増悪にも強力な抗炎症作用を引き出す．小柴胡湯には有名な間質性肺炎という副作用があるが，間質性肺炎に対して抗炎症薬として使うことには何の問題もない．

一撃!! 処方例

感染性肺炎，間質性肺炎

↓

抗菌薬を投与

↓ 以下の漢方治療を併用

最初の1週間

Rp. 小柴胡湯　1回1包　　4時間ごと(1日6回)　7日分

- 重症例では，最初の数日は2〜3時間ごとの投与が必要である．多くの場合，1週間後にCRPはほぼ正常化する．

17 急性胃粘膜病変

プロトンポンプ阻害薬と漢方薬を併用する治療法が第一選択

救急医療の現場では

- 救急要請があるのは，急性胃粘膜病変(acute gastric mucosal lesion；AGML)により，多量の出血が起こって，症候として吐血・血圧低下を来した場合である．
- プロトンポンプ阻害薬が第一選択薬になる．

問題点

- PPIは胃酸分泌を抑制することで，胃粘膜病変がこれ以上悪化することを防止できるかもしれないが，胃粘膜病変を積極的に治す効果はもっていない．

サイエンス漢方処方解説

黄連解毒湯(オウレンゲドクトウ)  

- 胃潰瘍，胃炎，AGML等胃粘膜に起こる急性病変に対して，強力な抗炎症作用を発揮し，胃粘膜の修復と止血を行う．胃酸分泌抑制作用はないので，単独よりはPPIと併用するのが効果的である．

一撃!! 処方例

急性胃粘膜病変

プロトンポンプ阻害薬を投与

以下の漢方治療を併用

1〜2 日目

Rp. 黄連解毒湯　1 回 2 包または 1 回 4 カプセル
1〜2 時間ごと(多くても 1 日 10 回くらい)　2 日分

- 止血が得られるまで 1〜2 時間ごとに投与.

5 日目まで

Rp. 黄連解毒湯　1 回 2 包または 1 回 4 カプセル
4 時間ごと　2 日分

維持療法

Rp. 黄連解毒湯　1 回 1 包または 1 回 2 カプセル
1 日 3 回　30 日分

- 最低 1ヵ月は継続投与.

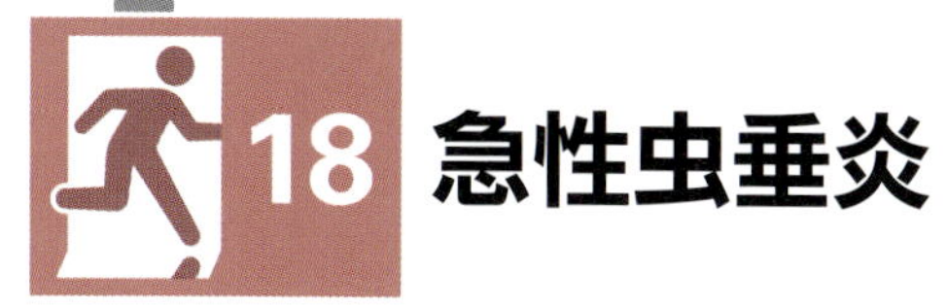

18 急性虫垂炎

抗菌薬と漢方薬との併用が第一選択

救急医療の現場では

- ある程度進行した急性虫垂炎では，右下腹部の強い痛みと，歩行による放散痛がみられるが，救急車を要請するほどではないことが多い．
- 虫垂炎が穿孔して急性腹膜炎になると，腹部全体に激痛が走るため救急要請することが多くなる．
- ほとんどは緊急手術（腹腔鏡下あるいは開腹）により虫垂切除術を行うが，最近は抗菌薬で保存的治療を行うケースが増加傾向にある．

問題点

- 抗菌薬で治療をしても，細菌の増殖は抑制できるが，虫垂の炎症そのものを抑えることはできない．

サイエンス漢方処方解説

大黄牡丹皮湯（ダイオウボタンピトウ） 

- 右下腹部というkey wordがあり，右下腹部であれば消化器でも付属器でも発生源不明でも，強力な抗炎症作用を示す．
- 江戸時代から急性虫垂炎は大黄牡丹皮湯で治療していた．穿孔症例でも，大網が炎症部位を取り囲んで，汎発性腹膜炎になることを防ぐ効果がある．

一撃!! 処方例

急性虫垂炎

抗菌薬を投与（手術のときは該当しない）

以下の漢方治療を併用

→ **虫垂の炎症を迅速に抑制する**

Rp. **大黄牡丹皮湯　1回1～2包**
4時間ごと（1日6回）　7日分

- 炎症が終息したら投与終了.

急性膵炎・急性胆管炎・急性胆嚢炎

抗炎症薬としては漢方薬しか選択肢がない

救急医療の現場では

- 済生会熊本病院の2015年の救命救急センター入院患者数2,819例中，急性膵炎は33例(1.2%)であった.
- 急性膵炎の治療については，発症早期からイミペネム，メロペネム，シプロフロキサシン等を予防的に投与することがあるが，ガベキサートの大量持続投与については明確なエビデンスがないので推奨できない.
- 急性胆管炎には胆道ドレナージ，急性胆嚢炎には早期の胆嚢摘除術を行うが，ドレナージ前や待機手術の場合には適応な抗菌薬投与を行う.

問題点

- タンパク分解酵素阻害薬がたとえ有効だとしても，現に起こっている強烈な炎症に対する直接的な抗炎症作用があるわけではなく，それ以上悪くしないという効果にとどまる.
- 抗菌薬は細菌の増殖を阻止することはできるが，胆管炎・胆嚢炎による炎症そのものを抑止することはできない.

サイエンス漢方処方解説

柴胡桂枝湯（サイコケイシトウ） 

- 上腹部の激烈な炎症という病態に対して，強力な抗炎症作用を引き出す.
- 上腹部であれば，それが急性膵炎，急性胆管炎，急性胆嚢炎でも，炎症の発生源が特定できない場合であろうと，同じように炎症そのものを抑える.

一撃!! 処方例

急性膵炎・急性胆管炎・急性胆嚢炎

絶食と適当な補液

→ **上腹部の激烈な炎症を急速に鎮める**

Rp. 柴胡桂枝湯　1 回 2 包

- 急性期は膵炎であれば 1 時間ごとから開始. 胆嚢炎なら 2 時間ごとから開始.
- 頻回に検査を行い改善し始めたら投与間隔を延ばす.
- 検査値が正常化したら投与終了.

20 腸閉塞とイレウス

減圧に漢方治療を併用するのが第一選択

救急医療の現場では

- 済生会熊本病院の2015年の救命救急センター入院患者数2,819例中，麻痺性イレウスおよび腸閉塞（ヘルニアと伴わないもの）は49例（1.7%）であった．
- 絞扼性腸閉塞には緊急手術だが，絞扼を伴わない場合はイレウス管による減圧が第一選択となる．

問題点

- 減圧はあくまでの腸閉塞による胃腸液貯留の悪影響を減少させるための処置であり，腸閉塞部位の解除は，患者自身に任されていることになる．

サイエンス漢方処方解説

大建中湯（ダイケンチュウトウ） 

- イレウス，腸閉塞の第一選択で，イレウス管に注入して，できるだけ腸閉塞部位近くに投与することが必要である．
- 現時点でわかっている作用機序は以下のとおりである．

①腸管運動亢進作用

・腸管筋層間神経叢で，セロトニン3型・4型受容体を介する，アセチルコリンの遊離を促進する．

・腸管平滑筋層では，モチリン分泌を促進する．

・腸管粘膜層では，知覚神経におけるTRPV1チャネルを介したサブスタンスPの遊離を促進する．

②腸管血流量増加・抗炎症作用

・腸管管腔の神経組織では，神経終末が微小血管にはたらいてCGRPを放出させる．

・消化管神経叢は，CGRP系の亢進を制御する．

・腸管上皮細胞の非神経組織はアドレノメデュリン（ADM）を放出する．

・ADMには，微小血管拡張作用，抗菌作用，抗アポトーシス作用，抗線維化作用，抗炎症作用（抗INF γ，抗TNF α）等がある．

- 大建中湯は，下剤でも単純な腸管運動亢進薬でもなく，腸閉塞部位の腸管および腸間膜に作用して，腸閉塞を解除するようにはたらいている．

一撃!! 処方例

腸閉塞・イレウス

絞扼を伴わない

イレウス管による減圧

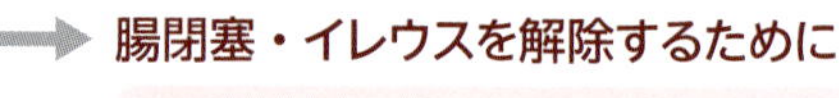

腸閉塞・イレウスを解除するために

Rp. 大建中湯　1回2包　　溶かしてイレウス管から注入*

- 6時間ごとにイレウスが解除するまで繰り返す．

*大建中湯1回2包を20mLの水と混ぜ，電子レンジで沸騰するまで数秒間温めると完全に溶ける．これを冷ましてからシリンジに吸い取り，イレウス管から注入する．水薬にした方が吸収は速く，イレウス管が詰まりにくくなる．

21 偽痛風

ミノサイクリン点滴静注，プレドニゾロン内服に加えて漢方薬の併用が第一選択

救急医療の現場では

- 急に発症する関節の激痛，発赤・腫脹・熱感で，救急搬送になることはほとんどないが，痛みによって関節に荷重ができなくなるので，膝関節，足関節の場合には，診察室に車椅子で現れるのが普通である．
- ピロリン酸カルシウムの結晶が関節内に析出することで起こる物理的関節炎である．
- 肩，肘，手首，股，膝，足首等の大関節に発症するが，約半数が膝関節に起こる．
- 治療としては，関節穿刺，NSAIDs投与，ステロイド関節内注射等が行われる．

問題点

- 炎症の程度が非常に強いのと，痛みが激烈であるため，NSAIDs投与，ステロイド関節内注射では，早期の改善が得られないことが多く，患者のADLが数日で低下してしまう．

サイエンス漢方処方解説

ミノサイクリン（漢方薬と併用）

- 抗TNF-α作用があるため，関節リウマチのセカンドラインになっている抗炎症薬である．偽痛風では抗菌薬ではなく，強力な抗炎症薬として使用する．これは必須である[1]．

1) Minocycline is an anti-inflammatory antibiotic sometimes used to treat mild rheumatoid arthritis.【Updated June 2018 by Paul Sufka, MD and reviewed by the American College of Rheumatology Committee on Communications and Marketing.】

- 投与法は点滴静注でなければならない．経口投与では期待する効果は得られない．

プレドニゾロン（漢方薬と併用）

- 同時にプレドニゾロンの抗炎症作用を使うとさらに効果的である．初回投与量は最低でも30mgが必要である．

越婢加朮湯（エッピカジュツトウ） 

- 使用する漢方薬は越婢加朮湯である．「熱をもった炎症」というkey wordがあるので，まさに打ってつけである．

一撃!! 処方例

偽痛風

ミノサイクリン点滴静注

 ミノサイクリン点滴静注，初日200mg，以後100mg.
3日間投与するが，重症の場合は4～5日に延長することがある．
効果が不十分なときは，セフトリアキソン2g点滴静注　3日間に変更する．

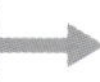

プレドニゾロン大量経口投与

 プレドニゾロン1回30mg　1日1回　3日間，以後10～15mgずつ漸減する．糖尿病患者では，1回30mg　1日1回　2日間で終了とする．

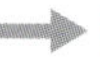

越婢加朮湯の併用

Rp. **越婢加朮湯　1回1包　1日3回　14日分**

- 熱を取る作用を期待し，さらには再燃を防止する．

22 外傷に対する微小循環障害治療

外科治療と並行して，腫脹・発赤・熱感には漢方治療が第一選択

救急医療の現場では

- 済生会熊本病院の2015年の救命救急センター入院患者数2,819例中，外傷（頭蓋内および胸腔内・腹腔内臓器の損傷）は317例（11.2%）であった．
- 東京消防庁救急相談センターにおける2017年の相談件数は97,621件で，そのうち小児の頭部外傷が9,291件（9.5%），四肢・顔面外傷が7,339件（7.5%），小児以外の頭部外傷が3,138件（3.2%），鼻の外傷が2,306件（2.4%）であった．

問題点

- 外傷そのものの治療は外科的な手技で問題ないが，外傷部位には必ず高度な微小循環障害，浮腫，炎症が起こる．これらのコントロールは創傷の早期回復に重要である．
- 現代医学的には，抗炎症薬と言えば糖質コルチコイドとNSAIDsしかないが，微小循環障害にはまったく効果がなく，炎症を抑える効果が高い糖質コルチコイドは一酸化窒素を抑制するので，むしろ微小循環障害を悪化させる．
- 外傷が起こって直であれば，アイシングは有効である．その機序は以下の通りである．
  - ・末梢血管収縮による局所循環血液量減少，血管透過性低下，発痛物質産生抑制により腫脹や炎症が軽減する．
  - ・代謝系では酸素消費・エネルギー消費低下，酵素活動抑制が起こり，組織修復が促進される．
  - ・神経や筋肉では，痛覚神経線維伝達速度減少，自由神経終末興奮性低下，痛覚閾値上昇，筋紡錘感受性低下等により疼痛軽減や筋スパスムが軽減する．

サイエンス漢方処方解説

ツウドウサン
通導散 

- 微小循環障害のなかでも外傷によるものに対しては，最も鋭い効果を引き出すことができるので最初に使用する．ただし，下剤効果があるので，便秘のない人には最長で2日くらいしか投与できない．便秘がある人には，便秘の程度により3～5日程度処方するとよい．

ケイシブクリョウガン
桂枝茯苓丸  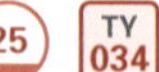

- 通導散には劣るが，外傷による微小循環障害を軽減する応答を引き出すことができる．しかし，投与間隔を2～3時間くらいに短縮しないと，十分な効果は期待できない．

エッピカジュツトウ
越婢加朮湯 

- 外傷部位に生じる熱感・発赤・腫脹を軽減する抗炎症効果を引き出すことができる．下肢の浮腫全般に対する効果を引き出すこともできる．必ず，通導散または桂枝茯苓丸と併用する．

チョレイトウ
猪苓湯  

- 下肢の浮腫全般に対する効果を引き出せるが，もともと“ぽちゃぽちゃ”した体質の人がレスポンダーになりやすい．

ボウイオウギトウ
防已黄耆湯 

- 膝に限局した外傷に伴う浮腫に特化した漢方薬である．

マキョウヨクカントウ
麻杏薏甘湯 

- 筋肉の炎症に特化した抗炎症薬であり，筋肉の炎症が外傷によって起こっているときに併用する．

一撃!! 処方例

外傷

外科治療

最初に処方：患部の腫脹・発赤・熱感

Rp. 通導散　1回1包　1日3回　2〜5日分

- 通導散に限って回数を増やす必要はない.
- 便秘のある人は最長5日分, 便秘のない人は最長2日分.

通導散が終了後

Rp. 桂枝茯苓丸　1回1包　1日5〜6回　5日分

- 通導散が終了後, 微小循環障害改善作用が不要となるまで継続する.

通導散または桂枝茯苓丸と併用：熱感・発赤・腫脹

Rp. 越婢加朮湯　1回1包　1日5〜6回　14日分

- 14日以降は, 症状の軽快に応じて漸減していく.

下肢の浮腫全般

Rp. 猪苓湯　1回1包　1日5〜6回　14日分

- 14日以降は, 症状の軽快に応じて漸減していく.

膝の浮腫を伴う炎症

Rp. 防已黄耆湯　1回1包　1日5〜6回　14日分

- 14日以降は, 症状の軽快に応じて漸減していく.

筋肉の炎症

Rp. 麻杏薏甘湯　1回1包　1日5〜6回　14日分

- 筋肉の炎症を鎮めたいとき.

23 骨盤内炎症性疾患(PID)

第一選択の抗菌薬に細菌感染に対する免疫能を上げる漢方薬を併用する

救急医療の現場では

- 女性の上部生殖器(子宮，卵管，卵巣)の感染症で，通常は感染しているパートナーとの性交時に感染する．
- 子宮付属器炎，骨盤腹膜炎，付属器(卵巣・卵管)膿瘍，ダグラス窩膿瘍等を呈する．
- 症状としては，下腹部痛，帯下，不正出血等がみられ，下腹部痛を主訴として多くはウォークインで受診する．
- 起炎菌は，クラミジア，淋菌，グラム陰性桿菌(大腸菌)，嫌気性菌，緑膿菌等なので，治療はまず抗菌薬を使用し，ドキシサイクリン内服の併用か，クリンダマイシンとゲンタマイシンの静注併用が第一選択となる．

問題点

- 卵巣・卵管膿瘍を形成する症例でも75%は保存的に治癒するが，抗菌薬の効果が不十分な場合には早期ドレナージが必要となる．

サイエンス漢方処方解説

排膿散及湯(ハイノウサンキュウトウ)

- 中薬(中医学で常用される薬)における，化膿が進んだ膿瘍を自潰させる排膿散と，化膿の初期で膿瘍を吸収させて散らせる排膿湯を，吉益東洞(1702～1773；陰陽五行説等は観念論として排し，万病一毒説を唱えた)が合わせ，化膿性疾患のあらゆる病期に抗炎症作用を発揮できる方剤にした．

- 細菌感染に対する抗菌作用と，その結果生じた炎症を抑制する応答を引き出す．適当な抗菌薬を選択することが必要条件である．

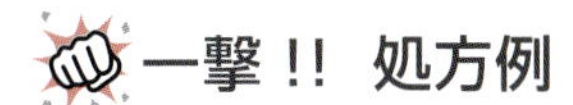

一撃!! 処方例

骨盤内炎症性疾患

抗菌薬を投与

→ **細菌感染に対する免疫能を上げるために**

Rp. 排膿散及湯　1回1包　1日5～6回　7日分

- 7日以降は化膿性疾患の状況によって投与量を減らしていく．

24 血尿

尿路出血の止血には漢方治療が第一選択

救急医療の現場では

- 泌尿器科の器質的疾患によって血尿を来す場合は，泌尿器科的手技を優先する．しかし，種々の検査を行っても原因がつかめない腎臓からの出血を特発性腎出血といい，一般に男性に多く，発生頻度は泌尿器科外来患者の約1%前後といわれている．
- 治療は安静が第一で，できれば食事，トイレ以外はベッドで休むとよい．薬物療法は止血剤が主で対症療法になる．

問題点

- 止血剤は，線溶亢進時のトラネキサム酸以外は，迅速に出血を止めるというような文字通りの効果は示さない．

サイエンス漢方処方解説

芎帰膠艾湯（キュウキキョウガイトウ） 

- 下腹部の出血に広く適応があり，消化器系では痔出血，婦人科系では不正出血と過多月経，そして泌尿器科系では種々の原因による尿路出血である．
- 尿路出血への効果が最も高くて2～3日で止血されるが，消化器系と婦人科系は5日以上かかる．

一撃!! 処方例

血 尿

さまざまな検査を行っても原因がつかめない

→ **下腹部領域の止血剤として**

Rp. **芎帰膠艾湯　1回1包　　1日5〜6回　7日分**

- 完全に止血が得られたら投与終了.

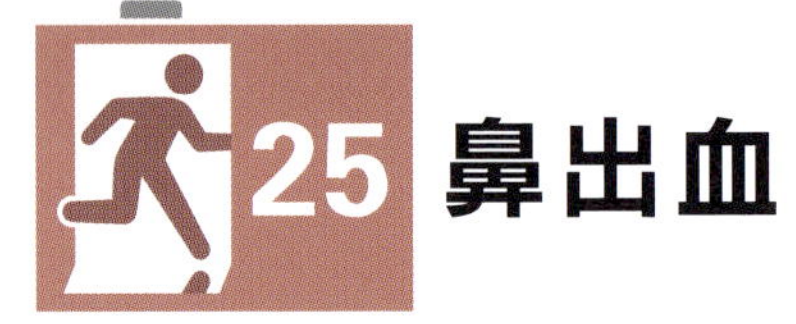

25 鼻出血

耳鼻咽喉科的手技に漢方治療を併用する

救急医療の現場では

- 2012年1～10月に慶応義塾大学救急外来へ救急搬入された非外傷性鼻出血症例 208例では，男性，高齢者が多く，覚知時刻は時間外(17：00～8：00)が多かった．搬送所要時間は3～55分(中央値：20分)であった．止血困難による耳鼻咽喉科への診療依頼は31例(14.9%)で，抗凝固薬または抗血小板薬の内服が多い傾向が認められた(32.3% vs 16.6%, $P=0.054$)．9例(4.3%)がショック，11例(5.3%)が入院を要し，197例は帰宅した．帰宅後24時間以内に非外傷性鼻出血のために再度救急搬送された症例は3例であった[1]．
- 止血法は，前鼻鏡や内視鏡等を用いて出血点を探し，出血点を確認できれば外科的治療(電気焼約等)にて出血点を処置して止血する．出血点を確認できなければ，圧迫止血，ガーゼタンポン等にて止血を試みる．以上で止血困難であれば，ガーゼ抜去後に再度出血点を探す．それでも止血が困難であれば，塞栓術，蝶口蓋動脈切断術等を考慮する[2]．

問題点

- 耳鼻咽喉科的手技に薬物療法を併用することで，より止血効果が向上するという視点がない．

1) 泉田博彬ほか：救急医が初療を行った非外傷性鼻出血症例の検討．日救急医会誌，25：93-101, 2014.
2) 鈴木元彦：鼻出血止血．日鼻誌，53：18-19, 2014.

サイエンス漢方処方解説

サンオウシャシントウ

三黄瀉心湯  

- 頭部・顔面の血行が異常に亢進して，のぼせ，精神不安定，動悸，鼻出血等を伴う病態を，迅速に鎮める応答を引き出す．
- 鼻出血の標準的な治療に加えて，三黄瀉心湯を内服すると止血効果と再出血予防効果が得られる．

オウレン ゲ ドクトウ

黄連解毒湯  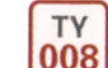

- 胃や口腔内の烈しい炎症，心・腎の血管炎，上半身の出血という3つの異なる病態に使われる．
- 福山医療センター・久留米大学医療センターの西洋医学的アプローチで止血困難であった出血性病態に対して黄連解毒湯が有効であった8例では，うち3例が鼻出血であった．代表例は80歳男性で，再生不良性貧血を有し，僧帽弁置換術後で抗凝固薬内服中の患者である．出血性胃炎に対して内視鏡的止血術を繰り返したが止血が得られず，黄連解毒湯を開始したところ数日以内に出血症状は消失した．また，毎日のように認めていた鼻出血が消失しただけではなく，長年自覚していた首から上ののぼせ感が軽減し，焦燥感と易怒性も軽減した．黄連解毒湯による止血機序は未だ不明であるが，凝固系異常の有無にかかわらず比較的速やかに効果を発揮したことから，細血管収縮作用等による一次止血への関与も考えられた[3]．

3) 坂田雅浩ほか：西洋医学的アプローチでの止血困難例に対する黄連解毒湯の使用経験．日東医誌，68：47-55, 2017.

一撃!! 処方例

鼻出血

耳鼻咽喉科的止血法を開始

第一選択

Rp. 三黄瀉心湯　1回1包または1回1カプセル
1日4～5回　3日分

- 止血が得られるまで服用.

第二選択

Rp. 黄連解毒湯　1回2包または1回4カプセル
1日4～5回　3日分

- 止血が得られるまで服用.

第 3 章

災害時の諸問題に対する漢方治療

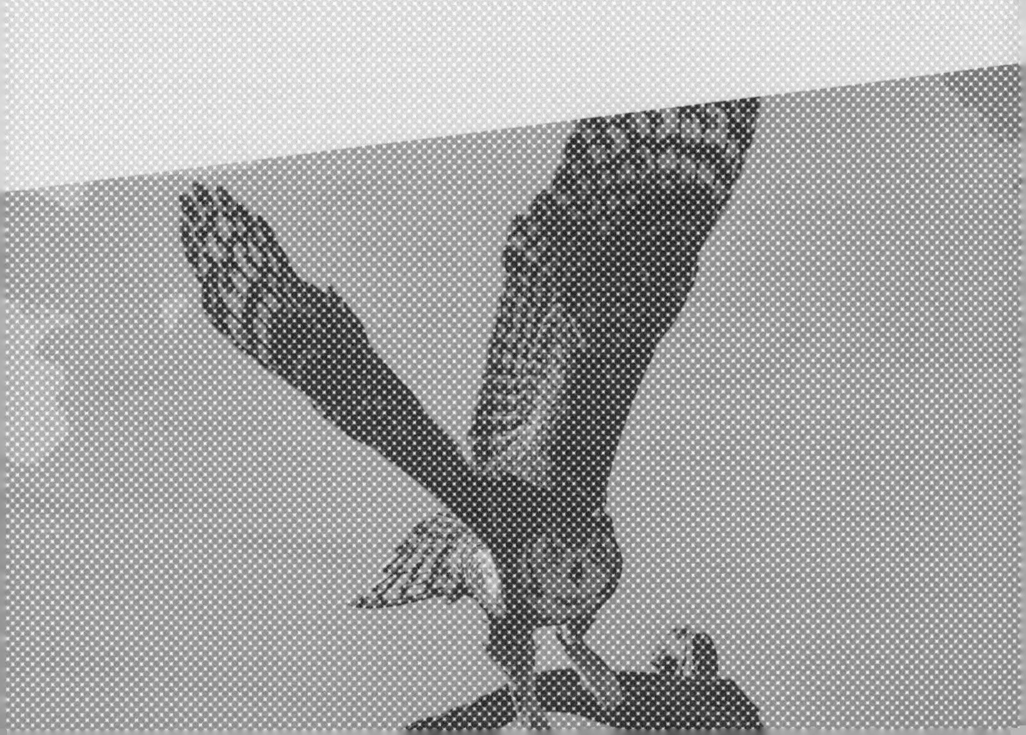

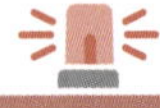

1 災害時の医療支援の実態

- 近年，わが国で起こる自然災害は，地震，台風，洪水等，以前とは比べものにならないほどその程度が増し，被害も甚大で広範囲にわたり，長期の避難生活を余儀なくされるようになってきている．
- わが国は，その自然的条件から，各種の災害が発生しやすい特性を有しており，2016年の1年間でも地震，台風による豪雨災害，噴火等さまざまな災害が発生した．このようにわが国は自然災害が多いことから，平常時にはソフト対策を実施し，災害時には人的支援，資金的支援等，「公助」による取り組みを絶え間なく続けているところである．しかし，現在想定されている南海トラフ地震のような大規模災害が発生した場合には，「公助」による支援だけでは限界がある．事実，阪神・淡路大震災(1995年)では，7割弱が家族も含む「自助」，約3割が隣人等の「共助」により救出されているという調査結果がある．今後，人口減少により過疎化が進み，自主防災組織や消防団も減少傾向にあるなか，災害を「他人事」ではなく「自分事」として捉え，国民一人一人が防災意識を高め，具体的な行動を起こすことが重要である[1)]．

災害時の医薬品供給

- 東日本大震災(2011年)では比較的軽症者の医療需要が大きかったことや避難期間が長期化したこと等から，救急用医薬品のほか，日常的な医薬品に関する課題が顕在化した．特に，津波被害が大きかったことから，常用薬を失った慢性疾患患者への対応も必要であった．医薬品の支援物資については，震災直後から被災自治体の備蓄倉庫までは供給されていたが，備蓄倉庫から各医療救護所・避難所等への供給に課題があった．一方，平時の医薬品流通ルート，つまり医薬品卸から医療機関や薬局への医薬品の供給は，早期に回復していた．支援物資の備蓄倉庫から医療救護所等への配送は，行政の役割となっているが，現在．医薬品のサプライチェーンが高度化しているため，

1) 内閣府：防災白書 平成29年版．

平時に医薬品の流通に携わる医薬品卸等において，災害時の流通の一部を担当することが，効率的であると考えられる[2]．

- 愛知県健康福祉部保健医療局医薬安全課がまとめた平成29年3月10日付け「災害時における医薬品等供給マニュアル」(www.pref.aichi.jp/iyaku/saigai/s_manual.pdf)には，以下の項目が目次に記載されている．

表　災害時における医薬品等供給マニュアル

<本文>
災害時における医薬品等の確保，供給の基本的な考え方
本県における災害時医薬品等の確保
災害時医薬品等の供給体制
災害時医薬品等の供給手続き
(1)災害拠点病院(DMAT指定医療機関)編
(2)医療救護所，医療機関等〔(1)を除く〕編
(3)市町村編
(4)地域災害医療対策会議設置保健所編
(5)県災害医療調整本部(医薬安全課)編
(6)医薬品等販売業者，備蓄拠点編
県域での調達ができない場合の対応
<参考資料>
【資料1】災害時における医薬品等の供給要請ルート及び連絡先
【資料2】二次医療圏別保健所の連絡先一覧
【資料3】災害用備蓄医薬品等の備蓄拠点配置図
<別表>
【別表1-1】備蓄品目(医薬品)：経口薬は，ジアゼパム，ブロチゾラム，ロキソプロフェンナトリウム，ニトログリセリン，ポリスチレンスルホン酸ナトリウム(カルシウム)，セファクロル，レボフロキサシンだけで，漢方薬は含まれていなかった．
【別表1-2】備蓄品目(医療機器)
【別表2】備蓄品目(衛生材料等)
【別表3】医療用ガス
【別表4】歯科用品
【別表5】災害用医薬品等供給要請セット

2) Hirakawa S, et al：大規模災害時の医薬品供給に関する実態と課題．安全工学，51(4)：223-228, 2012.

2 災害時の被災者の健康問題

環境的側面

- 仮設住宅の構造上の問題：高湿度，夏暑く，冬寒い．網戸がなく窓が開けにくい．室内の壁が薄く生活音が外へ漏れる．
- 住宅から徒歩圏内にスーパーや教育機関，医療機関，保健福祉施設が少ないかあるいはまったくない．生活の利便性に難がある場合も多い．高齢者や身体に不自由を抱える住民の多くは，身体的，精神的負担を一層強く感じる．
- 災害以前のコミュニティーは崩壊し，被災者・避難者が孤立しやすい．

心理社会的側面

- **経済的圧迫**：住居は確保できても，住宅や職を失い，家財，社会的資源，および収入源が限られる生活．
- **将来に対する不安**：復興や再建の見通しが立たない地域も多く，将来に強い不安や失望を抱く．
- **人間関係の軋轢**：仮設住宅は，避難所と比較してプライバシーが確保されたとはいえ不十分．「外に洗濯物が干せない」「隣に声が漏れるため自由に会話ができない」「個々の住居間の距離が近いために常に人が気になる」

災害に伴うストレス反応

- **感情面**：落ち込み，不安，恐怖，孤独感，罪悪感，焦燥感，怒り．
- **思考面**：集中できない，考えがまとまらない，忘れやすい，判断ができない等の混乱状態．

［参考文献］本谷 亮：東日本大震災被災者・避難者の健康増進．行動医学研究，19：68-74，2013．

- **身体面**：胃腸の不快感，食欲不振，血圧上昇，不眠，頭痛や倦怠感を主とする不定愁訴．飲酒量や喫煙量の増加．攻撃行動の増加．
- **アルコール依存症の増加**：家族や近親者との死別，職の喪失やコミュニティーの崩壊等を同時に経験するなかで，不眠等の睡眠問題，抑うつ，不安，悲嘆感情への不適切な対処による．
- **アルコールの過剰摂取の弊害**：身体に対する悪影響．引きこもりを助長し一層の孤立を導く．自殺の危険性が高まる．

食生活の乱れと生活習慣病

- 災害後に生活環境や生活リズムが一変することによって，住居内で過ごす時間が増加し，間食回数が増え，食事量が増加する．
- 日常的に徒歩で行ける食材の購入場所が限られるため，レトルト食品や既製弁当が増え，魚を食べる回数が減り，高カロリー食品の摂取や偏食傾向がみられる．
- 生活習慣病については，山岸・岡村が，2011年東日本大震災後急性期(1ヵ月)における調査を行った[1]．高血圧患者100 人のうち65人が余震，避難生活に伴うストレス，不安や不眠等によって血圧が上昇した．また，急性期における外来患者100人を対象として血糖，脂質(中性脂肪，LDL-コレステロール)の値の変化をみたところ，過去3回のデータ平均と比較して10%以上上昇した者がそれぞれ41% (血糖)，31% (中性脂肪)，47% (LDL-コレステロール)であった．一方，血糖と脂質が10%以上低下した者も47% (血糖)，34% (中性脂肪)，39% (LDL-コレステロール)おり，震災後は，食事量の減少等の生活習慣の変化により，糖や脂質プロフィールが改善，あるいは低下したために投薬を中止した症例があった．一方，急性期以降の影響として，糖尿病，高血圧，脂質異常症を合併した患者20人での，血圧，血糖，脂質の変化を検討した結果，急性期が過ぎても，余震やストレスの減少により血圧が正常化したのに対し，食糧事情の改善と過食により，血糖と脂質はリバウンドを示し，震災6ヵ月後は震災前と比較して有意な上昇が認められた．新潟県中越

1) 山岸俊夫ほか：東日本大震災と生活習慣病―被災された方々の健康管理―. 共済医報，61：242-249, 2012.

沖地震(2007年)でも1型糖尿病，2型糖尿病のいずれにおいても，震災6ヵ月後に有意な悪化が認められることから，生活習慣病を抱える方への支援に関しては，災害後の状態が慢性化した時期でも震災の影響を受けることを頭に入れておくべきである[2, 3]．

生活不活発病

- 身体を動かしたり，ものを考えたりする機会が減ることで心身の機能が低下し，筋力や体力等が衰えること．
- 心肺機能低下，消化器機能低下，骨間筋萎縮，関節拘縮，静脈血栓症，褥瘡等の身体症状や抑うつ，知的活動低下，運動調節機能低下等の精神・神経症状を引き起こす．
- 東日本大震災(2011年)の7ヵ月後に実施された宮城県南三陸町の全町民に対する生活機能の実態調査では，非要介護認定高齢者であっても23.9%に歩行困難が出現し未回復の状態であり，生活機能の低下に関しては，震災以降に住環境が大きく変わった仮設住宅生活者の約30%が該当する一方で，自宅生活者でも，直接的な津波の被災地で21.3%，直接被災していない地域でも14.3%があてはまる[4]．
- **生活機能が低下する仕組み：**被災前に属していたコミュニティーは崩壊し，住環境や家族構成が大きく変化するなかで，外出する機会は減り，筋力や体力の低下を引き起こす．することがないという理由で外出せず，外出しないために体力が落ち，意欲も低下する．外での活動水準の低下は，家の中での活動減少を引き起こし，自宅の中でも何もしたくない，何もできないという状態となり，最低限の生活維持すら難しくなる場合もある．

2) Kamoi K, et al：Effect of the 2004 Mid Niigata Prefecture earthquake on glycemic control in type 1 diabetic patients. Diabetes Res Clin Pract, 74：141-147, 2006.

3) 歌川孝子ほか：中越大震災が血糖コントロールに及ぼした影響―生活環境の変化からみた悪化因子―．新潟医学会雑誌，121：90-96, 2007.

4) 大川弥生：生活不活発病―災害時医療の新たな課題である「防げたはずの生活機能低下」．内科，110：1020-1025, 2012.

被災後のこんな症状にはこの漢方

ストレス反応

- 落ち込み，不安，恐怖，孤独感，罪悪感，焦燥感，怒り，胃腸の不快感，食欲不振，血圧上昇，不眠，頭痛や倦怠感を主とする不定愁訴，飲酒量や喫煙量の増加，攻撃行動の増加．

半夏厚朴湯（ハンゲコウボクトウ）  

- 漢方薬の代表的な精神安定剤．気分が塞ぎ，特徴的な症状として喉のつかえ感がある．
- 平常時なら，孤独を好み，外出しようとしない人に適用されるが，災害時では否応なしに孤独な状況に追い込まれていくので，服用することで少しでも深刻さから抜け出せる可能性がある．

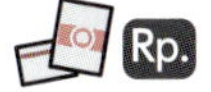

抑うつ状態

▶ 半夏厚朴湯　1回1包　1日3～4回　14日分

- 抑うつ状態が続く限りは継続処方してもよい．
- 効果がないときは加味帰脾湯か帰脾湯に変更してみる．

加味逍遙散（カミショウヨウサン）  

- 平常時は，まとまりのないいろいろな愁訴があり，多分に周囲に攻撃的で自省的な傾向のない人に適用されるが，災害時ではこのような態度は避難者にも迷惑がかかるので，早めに服用させて，穏やかになってもらうとよい．

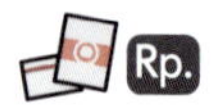

Rp. 周囲に攻撃的

▶ 加味逍遙散　1回1包　　1日3回　7日分
- 適応であれば比較的早期に効果がみられる.
- 精神的に落ち着けば継続投与は必要ない.

加味帰脾湯(カミキヒトウ)

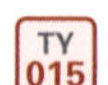
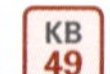

- 漢方薬の代表的な抗うつ薬. もともと落ち込みやすい人であれば, 災害時にはさらに落ち込みが深くなることは容易に想像できる.
- 少しでも明るくなってもらうことは, 本人だけでなく周りの人にも好影響をもたらす.
- 平常時では効果を実感するのに3～4週間かかるのが一般的だが, 災害時は平常時よりずっと病悩期間が短いので, 効果もより短期間で現れる可能性がある.

Rp. 落ち込みが深いうつ状態

▶ 加味帰脾湯　1回1包　　1日3回　14日分
- 14日で効果がないときはさらに14日分処方する.

抑肝散(ヨクカンサン)

- 災害の被害者になった人の心理として, どうして選りに選って自分が被災者にならなければならなかったのか, という情動の種類でいうと怒りに相当する感情が湧くであろう.
- 怒りという感情により, α交感神経の緊張が増し, そのせいで急性の腰背部痛や, 罵詈雑言を口にする攻撃性, 緊張による不眠等が生じる.
- ICUでの不穏状態を10分で鎮めたという報告[1)]があるので, 抑肝散の服用によっておそらく1日以内には怒りの感情が鎮まり, 平常時のような精神状態が戻ってくると考えられる.

1) 坪敏仁：ICUでの抑肝散の効果. サイエンス漢方処方研究会シンポジウム(2013)口演.

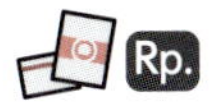

Rp. 強い怒り

▶ 抑肝散　1回1包　1日3回　7日分
- 怒りが鎮まったら，腹が立ったときのみの頓服でもよい．

抑肝散加陳皮半夏（ヨクカンサンカチンピハンゲ）

- 抑肝散の適応症状に強い不安感が加味されたものが使用目標になる．平常時では，抑肝散よりは適応が少ないが，災害時には逆に不安感が強いと考えられるので，抑肝散よりは抑肝散加陳皮半夏を選択する場合が多いと考えられる．

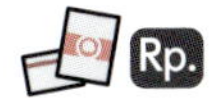

Rp. 強い怒りと不安

▶ 抑肝散加陳皮半夏　1回1包　1日3回　14日分
- 有効であれば不安感がなくなるまで継続投与してもよい．

柴胡加竜骨牡蛎湯（サイコカリュウコツボレイトウ）

- 精神不安定になると，周囲への攻撃性が増す人に適用される．普段からそのような性格であれば，避難所のような環境では不満は倍増するであろうから，攻撃性が増した結果，周囲から煙たがられる存在になってしまう．
- 早めに服用してもらうことで，攻撃性を鎮めることが本人にも周囲にも有益である．
- ストレス反応（集中できない，考えがまとまらない，忘れやすい，判断ができないなどの混乱状態）に適する．

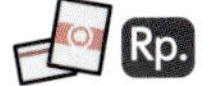

Rp. 周囲への攻撃性が強い

▶ 柴胡加竜骨牡蛎湯　1回1包　1日3回　7日分
- 早期に効果がみられれば，長期投与は不要である．

ホチュウエッキトウ
補中益気湯  

- 精神状態の混乱は，体調不良に起因することも多いので，まずはしっかり食べて栄養を補給し元気を取り戻すというコンセプトで，補中益気湯をのんでみるとよい.

Rp. 食欲がなく，元気もない

▶ 補中益気湯　1回1包　　1日3回　7日分

- 効果があればさらに延長してもよいが，長期投与は不要である.

ニンジンヨウエイトウ
人参養栄湯 (108)

- 胃腸のはたらきが増して，食欲を亢進するようにはたらくが，同時に精神不安を解消する方向にもはたらいてくれるので一石二鳥である．特に，女性に有効例が多い印象がある.

Rp. 胃腸の調子が悪く，不安のある女性

▶ 人参養栄湯　1回1包　　1日3回　14日分

- 患者がのみたがっている限りは，途中でやめないほうがよい.

生活不活発病

フレイルと同義に考えてもよい.

八味地黄丸（ハチミジオウガン） 7

- 主に高齢者用と考えられているが，身体機能が衰え始める年齢以降であれば適用される．これは太古の昔から40歳が境といわれているので，40代以降で足腰の弱りを自覚したら服用対象である.
- 特に避難生活が長くなって，身体を動かす機会が減ると，より早期に下半身の衰えを感じることになる.

Rp. 足腰の衰えが気になる40代以上

▶ 八味地黄丸(八味丸)　1回1包または1回20丸　1日3回　28日分
- これは長期投与が勧められる.

真武湯（シンブトウ） 30

- 真武湯は，胃腸の弱りが足腰よりも前面に出る場合に適用される．もともと胃腸の弱い人であれば，避難生活によって胃腸の虚弱が一層進行することが予想される.
- このような人は，まず胃腸を元気にして食事を十分摂れるようにしないと，身体の弱りが回復しない.

Rp. 胃腸の虚弱が進行

▶ 真武湯　1回1包　1日3回　28日分
- 長期投与が必要である.

黄耆建中湯（オウギケンチュウトウ）

- もともと弱っていた高齢者が，避難生活によってほとんど寝たきりの状況に置かれたときに，せめて起きて座るという方向にもっていきたいときには，黄耆建中湯以外には適当な方剤が見当たらない．

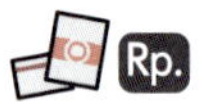

被災前は起きて座っていた，寝たきり状態の高齢者

▶ 黄耆建中湯　1回1包　1日3回　28日分

- かなりADLがよくなったら，人参養栄湯等に変更してみるとよい．

おわりに

世の中では，「東西医学の融合」や「漢方医学と西洋医学の融合」という言葉を時に耳にするが，医学という学問にダブルスタンダードはないのであり，医学の基本はサイエンスを基盤とする現代医学であるべきである．東洋医学や漢方医学というものはサイエンスを基盤としていないゆえに，「医学」という言い方をすべきではなく，単に中国由来の伝統的医薬品（日本では和漢薬や漢方薬と呼ばれる）の運用法を示しているに過ぎない．冒頭に書いたように，新薬と漢方薬はその構造や作用機序がまったく異なり，前者はターゲットをピンポイントで攻撃する性質をもち，後者は超多成分でhostにはたらきかけてシステムの変調を修復させる性質をもっている．治療学の観点からすると両者とも同じように重要で，まず漢方薬で変調を来したシステムを迅速に正常化し，並行して新薬でターゲットをピンポイントで攻撃することによって，救急医療・急性期医療の効率が飛躍的に向上すると考えられる．漢方薬をこのように認識して的確に使用できることは，すべての医師に必須のスキルであると思われるので，医学部教育，卒後教育のカリキュラムのなかに必修事項として取り入れられることを切望する．

2019年6月

井齋偉矢

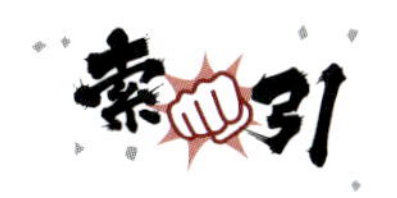

漢方索引

あ行

か行

さ行

た行

な行

は行

ま行

や行

ら行

一般索引

欧文

あ行

か行

さ行

た行

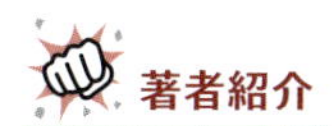

著者紹介

井齋偉矢（いさい ひでや）

1975年北海道大学医学部卒業．同年北海道大学医学部第一外科に入局し現在同門．医学博士．専門は消化器・一般外科，肝臓移植外科．日本外科学会認定登録医．1988年から3年間，オーストラリア・シドニー大学で肝臓移植の臨床および実験に従事した．帰国後，独学で漢方治療を本格的に始め，現在，日本東洋医学会認定専門医・指導医．2012年にサイエンス漢方処方研究会を設立し，理事長として現代医学にのみ立脚した「サイエンス漢方処方」の普及に努めている．2007年より静仁会静内病院 院長，2018年9月より病院名を医療法人徳洲会 日高徳洲会病院に変更，現在に至る．

救急初療室でも使える！

一撃!! 応急漢方

2019年 7 月10日　1版1刷　©2019

著　者
井齋偉矢（いさいひでや）

発行者
株式会社 南山堂　代表者 鈴木幹太
〒113-0034　東京都文京区湯島 4-1-11
TEL 代表 03-5689-7850　www.nanzando.com

ISBN 978-4-525-41201-2　定価（本体 2,000 円＋税）

JCOPY <出版者著作権管理機構 委託出版物>

複製を行う場合はそのつど事前に(一社)出版者著作権管理機構(電話03-5244-5088, FAX 03-5244-5089, e-mail: info@jcopy.or.jp)の許諾を得るようお願いいたします．

本書の内容を無断で複製することは，著作権法上での例外を除き禁じられています．また，代行業者等の第三者に依頼してスキャニング，デジタルデータ化を行うことは認められておりません．